オリヴァー・サックス

大田直子＝訳

心の視力

脳神経科医と失われた知覚の世界

The Mind's Eye

Oliver Sacks

早川書房

心の視力

――脳神経科医と失われた知覚の世界

THE MIND'S EYE
by
Oliver Sacks

Translated by
Naoko Ohta
First published 2011 in Japan by
Hayakawa Publishing, Inc.
This book is published in Japan by
arrangement with
The Wylie Agency (UK) Ltd.
through The Sakai Agency.

装幀／水戸部 功

デーヴィッド・エイブラムソンへ

目次

はじめに

私はしょっちゅう医学談義に花が咲くような医者だらけの家庭で育った。なにしろ父と兄たちは一般開業医、母は外科医だ。当然、夕食の食卓では医学について語り合われることが多かったが、話は「症状」だけにとどまらない。患者はあれこれの症例として登場するにしても、両親の会話では症例が人物紹介になる。人が病気やけが、ストレス、あるいは逆境に、どんな反応を示しながら生きているか、そういう話になるのだ。私自身が医師になり、さらに逸話を語るようになったのは、必然だったのかもしれない。

一九八五年に『妻を帽子とまちがえた男』を上梓したとき、高名な神経学者から非常に好意的な書評をいただいた。だがそこに、症例はとても興味深いが一つ引っかかることがある、と書かれていた。私が何の予断もなく、症状についての背景知識もほとんどもたずに患者と出会ったかのように述べているのは、不自然だというのだ。本当に患者を診察してはじめて、その症状について科学的文献を調べたのだろうか？　私があらかじめ神経学的なテーマを念頭に置いていて、それを例証する患者を探したに違いない、と彼は考えていた。

しかし私は神経学者ではなく、臨床医のほとんどは学校で教わった広く浅い医学だけが頼りで、多くの症状について深い知識をほとんどもっていないのが実情だ。とりわけ、めったにないので医学部で多くの時間を割くに値しないとされている症状のことはよく知らない。患者がそのような症状を呈しているとき、私たちは突っ込んで調べる必要があり、とくに初めて記載された文献にあたらなくてはならない。そういうわけで、私が書く診療例のほとんどは、偶然の出会い、手紙、または飛び込みの診察から始まっている――患者に経験を説明されて、もっと一般的に調べてみようという気になるのだ。

おもに老人ホームで働いてきた一般神経科医として、私は過去数十年に数千人の患者を診てきた。全員から何かしら教えてもらっているし、彼らに会うのを楽しみにしている――場合によっては、医師と患者として二〇年以上も定期的に顔を合わせている。自分の臨床ノートでは、患者に起きていることを記録し、患者の経験についてじっくり検討するよう努力している。患者の許可を得て、ノートを論文にすることもある。

一九七〇年の『サックス博士の片頭痛大全』を皮切りに診療例を発表し始めてから、自分の神経学的な体験を理解したい人や、それについて意見を述べたい人たちから手紙をもらうようになり、そのようなやり取りが、ある意味で私の診療の延長になっている。したがって本書で取り上げる人のなかには、患者もいれば、私の診療例を読んで手紙をくれた人もいる。それぞれの経験を本書で語ることに同意してくれたことを、彼ら全員に感謝している。そのような経験を知ることで想像力が豊かになり、ふだん健康のなかに隠れているもの、すなわち脳の複雑な働きと、障害に適応し打ち勝つ驚異的な脳の能力を理解できる――もちろん、他人には想像もつかないような神経学的難題に直面したとき、個々人が見せられる勇気と強さ、そして発揮できる力量も。

過去と現在を問わず多くの同僚たちが、この本に書かれている考えについて議論したり、さまざまな草案についてコメントしたりするために、気前よく時間と知識を分けてくれた。みんなに（ここに挙げていない多くの人たちにも）深く感謝している。とくにポール・バキリタ、ジェローム・ブルーナー、リアム・バーク、ジョン・シスネ、ジェニファーとジョン・クレイ、ベヴィル・コンウェイ、アントニオとハンナ・ダマシオ、オーリン・デヴィンスキー、ドミニク・フィッチェ、エルコノン・ゴールドバーグ、ジェーン・グドール、テンプル・グランディン、リチャード・グレゴリー、チャールズ・グロス、ビル・ヘイズ、サイモン・ヘイホー、デーヴィッド・ヒューベル、ユダヤ点字協会のエレン・イスラー、ナリンダー・カプール、クリストフ・コッホ、マーガレット・リヴィングストン、ヴェド・メータ、ケン・ナカヤマ、ヨレル・クリスティーナ・ネースルンド、アルバロ・パスカル＝レオーネ、デール・パーヴィス、V・S・ラマチャンドラン、ポール・ロマーノ、イスラエル・ローゼンフィールド、テレサ・ルッジェーロ、レナード

・シェンゴールド、下條信輔、ラルフ・シーゲル、コニー・トメイノ、ボブ・ワッサーマン、そしてジャネット・ウィルケンズに。

多くの機関と個人からの精神的・財政的支援なしに、この本を完成させることはできなかった。とりわけスージーとデーヴィッド・セインズベリー、コロンビア大学、《ニューヨーク・レヴュー・オブ・ブックス》誌、《ニューヨーカー》誌、ワイリー・エージェンシー、マクダウェル・コロニー、ブルー・マウンテン・センター、そしてアルフレッド・P・スローン基金に大変お世話になっている。さらにアルフレッド・A・クノップ、ピカドールUK、ヴィンテージ・ブックスその他、世界中の出版社の多くの方々にも感謝したい。

手紙をくれた人のなかには、ジョセフ・ベニッシュ、ジョーン・C、ラリー・エイクステッド、アン・F、スティーヴン・フォックス、J・T・フレイザー、アレクサンドラ・リンチなど、本書中の考えや表現に貢献してくださった方がいる。

本書をさまざまな意味で磨き上げてくれた素晴らしい編集者、《ニューヨーカー》誌のジョン・ベネットとクノップ社のダン・フランクに、イラストで協力してくれたアレン・ファーベックに感謝する。ハイレー・ヴォイチクは草稿の多くをタイプし、調査を行ない、ほぼ九万語におよぶ私の「メラノーマ日記」を判読し、タイプすることはもちろん、ほかのほぼあらゆる種類の協力をしてくれた。ケイト・エドガーはこれまで二五年にわたり、協力者、友人、編集者、まとめ役、その他もろもろという、かけがえのない役を担ってくれている。いつものことだが私は彼女のおかげで考え、書き、別の角度から見るけれど、いつも中心に戻ってくる。

そして誰よりも、患者とその家族に恩を受けている。ラリ・エイブラハム、スー・バリー、レスター・C、ハワード・エンゲル、クロードとパメラ・フランク、アーリーン・ゴードン、パトリシアとダナ・ハドキン、ジョン・ハル、リリアン・カリール、チャールズ・スクリブナー・ジュニア、デニス・シュルマン、サブリエ・テンバーケン、ゾルターン・トレイに謝意を表わしたい。私が彼らの経験について書き、彼らの記述を引用することを許してくれたばかりか、草稿について意見を述べ、ほかの人や情報源を紹介し、そして多くの場合、良き友人になってくれた。

最後に、私の担当医であるデーヴィッド・エイブラムソンに心から謝意を表わさなくてはならない。彼にこの本を捧げる。

O・W・S

ニューヨークにて

二〇一〇年六月

初見演奏

一九九九年一月、私のところにこんな手紙が届いた。

サックス先生
私が抱えている（とても変わった）問題をひと言で、医学用語を使わずに表現しましょう——私は読むことができません。楽譜も何も読めないのです。眼科の診察室で視力検査表に書かれている個々の文字を一番下の段まで読むことはできます。しかし単語を読むことができません。譜面についても同じです。長年この問題を何とかしようと努力し、一流の医者にも診てもらいましたが、誰にもどうすることもできませんでした。先生に診察のお時間をいただければ幸いです。
よろしくお願いいたします。
リリアン・カリール

私はカリール夫人に電話をした。普通は返事を書くのだが、今回は電話にするべきだろう。なにしろ彼女は問題なく手紙を書くことはできるようだが、読むことがまったくできないというのだから。彼女と話をして、私が勤めている神経科の診療所で会うことにした。

それから間もなく診療所にやって来たカリール夫人は教養のある快活な六七歳の女性で、強いプラハ訛りでさらに詳しく話をしてくれた。彼女はピアニストだと自己紹介したが、実は私は彼女の名前をショパンとモーツァルトの名演奏家として知っていた（初の公開コンサートは四歳のときで、著名なピアニストのゲイリー・グラフマンをして「私が知るなかで最も才能あふれる生まれながらの音楽家のひとり」と言わしめた）。

彼女の話によると、何かがおかしいと最初に気づいたのは一九九一年のあるコンサートの最中だったという。モーツァルトのピアノ協奏曲を演奏していたのだが、プログラムが土壇場で第一九番から第二一番に変更された。ところが第二一番の楽譜を開いたとき、それをまったく理解できないことに気づいてあわてた。五線や音符一つひとつは鮮明にはっきり見えるのに、まったく意味をなしていないように思えるのだ。目がおかしいに違いないと彼女は思った。それでも記憶を頼りに完璧に協奏曲を演奏し続け、その奇妙な出来事を「何でもないこと」として片づけた。

数カ月後、また同じ問題が起こり、彼女の譜読みの能力は不安定になった。疲れているときや体調が悪いときはほとんど読み取れないが、元気なときは今までどおりすばやく楽に初見演奏ができる。しかし総じて問題は悪化していき、引き続き教えたり、レコーディングしたり、世界中でコンサートを開いたりしてはいたが、もう譜面を見て新しい楽曲を覚えることは不可能になりつつあったので、音楽の記憶力と豊富なレパートリーに頼るようになっていった。「以前は何でも見てすぐに弾けたんです」と彼女は言った。「初見でモーツァルトの協奏曲を楽々と弾けていたのに、今ではそれができません」

コンサートで度忘れすることもあったが、リリアン（そう呼んでくれと言われたので）は即興の名人なので、たいていうまくごまかせる。友人や学生とくつろいでいるとき、彼女の演奏は従来どおり申し分ないようだった。そのため惰性からか、不安からか、あるいは一種の適応なのか、いずれにしても、彼女が譜読みにまつわる妙な問題を無視したのもうなずける。視覚にほかの問題はなく、記憶と創意で満足な音楽生活を送ることができたからだ。

楽譜が読めないことに初めて気づいてから三年ほどたった一九九四年、リリアンは文章の読み取りにも障害が出るようになった。これもまた調子が良い日と悪い日があるばかりか、読む能力が一瞬にして変わるように思えるときさえある。最初は奇妙で理解できないように見える一文が、次の瞬間には突然正常に見えて、問題なく読めるのだ。いっぽうで彼女の書く能力はまったく影響を受けず、世界中あちこちにいる元教え子や同僚との大量の手紙のやり取りは続いていた。ただし、受け取った手紙を読むのはもちろん、自分が書いたものを読み直すのにさえ、次第に夫に頼るようになっていった。

書くことには問題がない純粋な失読症（「純粋失読」）は、普通は脳卒中その他の脳損傷のあとに突然生じるものだが、決して珍しくはない。それほど頻度は高くないが、アルツハイマー病のような退行性疾患が原因で、失読症が徐々に発現することもある。しかし私にとって、失読症が楽譜から現われる楽譜失読者を診たのは、リリアンが初めてだった。

一九九五年までに、リリアンはほかの視覚障害も発症するようになった。右側にあるものを「見逃す」傾向があることに気づき、何度か小さい事故を起こしてから、運転はあきらめたほうがいいと判断した。

読むことができないという奇妙な障害の原因は、目ではなくむしろ神経にあるのだろうかと思うこともあったそうだ。「視力検査表の一番下の小さい文字も認識できるのに、読むことができないというのはどういうことなのかしら?」。そして一九九六年には、昔からの友人の顔を見わけられないというような、きまりの悪い間違いをするようになって、何年も前に読んだ「妻を帽子とまちがえた男」と題された私の診療例のことを思い出した。何でもはっきり見えるのに、何も認識できない男性の話である。最初に読んだときはおかしくて笑ったのだが、自分の問題も本質的にぞっとするくらい似ているのではないかと思えてきた。

最初に症状が出てから五年以上たってとうとう、リリアンは大学病院の神経科で詳しい精密検査を受けることになった。一連の神経心理学検査——視覚、記憶、発話流暢性などの検査——を受けたところ、図画の認識がとくに悪かった。バイオリンをバンジョー、手袋を彫像、かみそりをペン、ペンチをバナナと言ったのだ(文を書くように言われて、彼女は「ばかみたいなテストだ」と書いた）。右側に対する意識がときどき欠ける、つまり「非注意」になるうえ、顔の認識（有名人の写真の認識で測定）がひどく不得手だった。字を読むことはできたが、ゆっくり一字一字しか読めない。C、A、Tと読んだあと、単語として全体を認識できないので、苦労して考えて「キャット」と読む。しかしこのように考えて読み解く時間がないほど速く単語を示された場合、その意味を意識のうえでは理解していないのに、「生物」と「無生物」というような一般的カテゴリーに正しく分類できることもあった。

このような深刻な視覚障害とは対照的に、彼女の会話に対する理解、復唱、そして発話流暢性はすべて正常だった。脳のＭＲＩもすべて正常だったが、脳の各部位が解剖学的に正常に見えるときでも、その代謝のわずかな変化を検知できるＰＥＴスキャンを受けたところ、視覚野である大脳後部の代謝活動が衰えていることがわかった。しかも左側のほうが顕著である。視覚認識の障害が、最初は音楽、次に単語、それから顔と物という具合に、だんだんに広がったことに注目した担当の神経科医は、彼女は退行性の疾患にかかっているはずで、それが今のところ大脳後部にとどまっているのだと感じていた。この状態はおそらく、ごくゆっくりだが悪化し続けるだろう。

根本的な疾患を徹底的に治療することはできないが、有効な対策があるかもしれないというのが神経科医の意見だった。たとえば、単語を普通に読めなくても「推測」してみる（なぜなら、彼女にはまだ、単語を無意識または前意識的に認識できるメカニズムがあることは明らかだったからだ)。さらに、物や顔をわざと過剰に意識して見きわめるのも役立つかもしれない、と神経科医は言った。正常な「反射的」認識力が損なわれていても、将来見かけたときにそれとわかるように、物や顔の際立った特徴を細かく覚えておくのだ。

リリアンの話によると、この神経科の検査を受けてから初めて私を訪ねてくるまでの約三年のあいだ、彼女は演奏を続けていたが、以前ほどうまくできなかったし、回数も多くはなかった。よく知っている楽譜でさえ、もはや目で見て確認することができないので、レパートリーが減ってきていた。「私の記憶にはもう何もインプットされません」と彼女は言った。視覚からのインプットという意味だ——というのも、聞いたものの記憶力、聴覚による順応性は高まっているので、楽曲を耳で聴いて覚えて再現することは、以前よりかなりうまくできると彼女は感じていたのだ。この方法で（ときにはたった一回聴いただけで）曲を演奏できるだけではなく、頭のなかで編曲し直すこともできる。それでも、どちらかといえばレパートリーは減っていて、彼女は公開コンサートを避けるようになった。もっとインフォーマルな場での演奏や、音楽学校の上級クラスで教えることは続けていた。

一九九六年からの神経科の報告書を私に手渡しながら、彼女はこう言った。「医者はみな『左脳の後部皮質萎縮という、とても特殊な症状です』と言って、申し訳なさそうにほほ笑むんですが、彼らにできることはないのです」

リリアンを診察してみると、色や形のマッチング、あるいは動きや奥行きの認識には何も問題がないことがわかった。しかしほかの面にはたくさん問題があった。個々の文字や数字を認識できなくなっている（ただし、いまだに完璧な文をすらすら書くことはできる）。もっと一般的な視覚失認症もあり、絵を見せて何の絵かと尋ねると、絵を絵として認識することにも苦労し、文字の欄や何もない余白を、私が質問している絵だと思って見ることもあった。そのような絵の一枚について、「とてもエレガントなVが見えます。ここに小さい点が二つ、それから楕円形があって、そのなかに小さい白い点がいくつかあります。それが何なのかわかりません」と言った。私がヘリコプターだと教えると、恥ずかしそうに笑った（Vは荷物用のつり索で、楕円はヘリコプターは難民のための食糧を降ろしているところだった。二つの小さい点は車輪で、楕円はヘリコプターの本体だ）。このように、彼女は物や絵の個別の特徴だけを見ていて、それを合成できないので、正しく解釈することはもちろん、全体として見ることもできないのだ。顔の写真を見せられると、その人物が眼鏡をかけていることは認知できたが、ほかのことは何もわからなかった。はっきり見えているかと尋ねると、彼女は「ぼうっとしたかすみではなくて、グチャグチャのおかゆなんです」と言った。おかゆを構成する図形や部分は、鮮明で細かくてはっきりしているが、それを理解できないのだ。

標準的な神経学的検査の冊子にある絵を見て、彼女は鉛筆を「いろんなものに見えます。バイオリンかもしれないし……ペンかもしれない」と言った。ところが家はすぐに認識した。小さい笛に関しては、「わかりません」と答えた。ハサミの絵を見せられると、的外れの場所、つまり絵の下の余白をじっと見ていた。リリアンが絵を認識できないのは、それが「概略」だから、二次元だから、情報が不足しているからなのだろうか？　それとも、描写されたものの知覚にもっと高次の問題があることを示しているのだろうか？　実物ならもっとうまく見わけられるのだろうか？

自分のことや自分の状況についてどう感じるかを尋ねると、リリアンは言った。「とてもうまく対処していると思いますよ、たいていは。……良くなってはいないけれど、ゆっくり悪くなっているだけだとわかっています。神経科医に通うのはやめました。いつも同じことを聞かされます。……でも私はとても立ち直りが早い人間です。友達には話しません。負担をかけたくありませんし、私のつまらない話はあまり前途有望ではありませんからね。行き止まり。……私はユーモアのセンスがあるんですよ。そういうことです、ひと言でいえば。このことを考えると、気が滅入ります――毎日のフラストレーションです。でもこれから良い日、良い年がたくさん巡ってきますから」

リリアンが帰ったあと、私の診察かばんが見つからなかった――思い返してみると、彼女が持参していたいくつかのバッグの一つに似た黒いかばんだ。彼女は家に帰るタクシーのなかで、そのバッグから先端が赤い物（私の長くて先の赤い反射ハンマー）が突き出ているのを見て、取り違えたことに気づいた。私のデスクの上でそれを見たとき、その色と形に注意を引きつけられていたので、自分の間違いに気づいたのだ。息を切らして申し訳なさそうに診療所に戻ってきた彼女は言った。「私は『先生のかばんを自分のハンドバッグとまちがえた女』ですね」

型どおりの視覚検査の結果があまりに悪かったので、リリアンが日常生活をどうやって送っているのか、私には想像できなかった。たとえば、タクシーをどうやって認識するのだろう？　どうすれば自分の家を認識できるのだろう？　彼女は買い物をすると話してくれたが、どうすればできるのか？　どうやって食べ物を認識して食卓に出すのだろう？　それだけでなく、もっといろいろなこと――活発な人づきあい、旅行、コンサート、教える仕事――を、やはり音楽家である夫が何週間もヨーロッパに行っているあいだ、彼女は自分だけでやっている。神経科の診療所の不自然なさえない雰囲気のなかで、彼女の惨憺たる検査結果を見ていると、彼女がどうやってそれをこなしているのか、私には理解できなかった。彼女がなじんでいる環境のなかで彼女に会う必要があった。

翌月、私はリリアンの自宅を訪ねた。彼女が夫と四〇年以上住んでいる、アッパー・マンハッタンの快適なアパートメントだ。夫のクロードは妻と同年輩の陽気で魅力的な男性だった。二人は五〇年近く前、音楽学校の学生だったときにタングルウッド〔訳注　夏に音楽祭や音楽の講習会が開かれる土地〕で出会い、音楽家としてのキャリアを二人三脚で追求してきた。ステージで共演することも多い。住まいは心地良く、しかも洗練された雰囲気で、グランドピアノが備えられ、たくさんの本が並べられ、二人の娘や友人や家族の写真が飾ってあって、壁には現代主義の抽象画が掛けられ、いたるところに旅行の記念の品々が置かれている。そこには物があふれていた――個人の過去や大切なものでいっぱいなのだが、想像するに、視覚失認症の人にとっては悪夢のような大混乱状態である。私が二人の住まいに入って、こまごました物がひしめくテーブルのあいだをうまく通り抜けながら、少なくとも最初に考えたのはそんなことだった。しかしリリアンは散らかった部屋も何のその、落ち着いて障害物を縫うように進んでいった。

彼女が絵の認識検査でとても苦労していたので、私は立体的な物ならもっと良い結果が出るのだろうかと思い、たくさん持参していった。買ったばかりの果物と野菜で始めると、リリアンは驚くほどうまく認識した。すぐに「きれいな赤ピーマン」を部屋の向こうからでも識別し、バナナも同様だった。三番目の物がリンゴかトマトか一瞬迷ったが、すぐにリンゴだと正しい判断を下した。小さなオオカミのプラモデルを見せると（私は知覚検査用にそういうものをたくさん診察かばんに入れている）、「よくできた動物ね！　ゾウの赤ちゃんじゃない？」と声を上げた。私がもっとよく見るように言うと、それは「犬の一種」だと判定した。

絵に比べて立体的な物のほうがうまく名前を言えたことから、私はまたもや、リリアンには表象に対する失認症があるのではないかと思った。表象の認識には、ある種の学習、つまり記号体系や伝統的表現法の理解が、物の認識の場合以上に必要だろう。だから、写真に触れたことのない原始文明の人々は、写真がほかのものの表象であることを認識できないかもしれないと言われている。視覚的表象を認識するためには脳が複雑なシステムを特別に構築しなくてはならないのなら、この能力は、そのシステムが脳卒中や疾患によって損なわれることで、失われるかもしれない。たとえば学習した文字への理解など、後天的能力が失われかねないのと同じだ。

私がリリアンのあとを追ってキッチンに入ると、彼女はやかんを火から下ろし、熱湯をティーポットに注ごうとした。物があふれるキッチンをすいすい進み、たとえば、フライパンや鍋はすべて一方の壁につり下げられていて、さまざまなキッチン用品は決まった場所に収められていることを知っているようだ。冷蔵庫を開けて、中身について私が尋ねると、彼女はこう言った。「上の棚にはオレンジジュース、牛乳、バター、それからおいしいソーセージ、オーストリア産が好きな人にはね……それにチーズ」。彼女は冷蔵庫のドアポケットにしまってある卵を認識し、私が数を数えてと言うと、一つずつ指で確かめながら正しく数えた。私にはひと目で八個――四個が二列――だとわかったが、リリアンには八個並んでいるその形態が知覚できないので、一個ずつ数え上げなくてはならないのだろう。スパイスは「最悪」と彼女は言った。みな同じ赤いキャップのビンに入っていて、当然、彼女はラベルを読めない。そのため、「香りをかぐんですよ！　……助けを呼ぶこともあります」。よく使う電子レンジについては、「数字がわかりません。だから感覚でやるんです――調理して、味見してみて、もう少しやる必要があるかどうか確認します」。

リリアンはキッチンにある物を視覚で認識することはほとんどできないが、直接的な知覚認識の代わりに、自分専用の分類システムのようなものを利用して、間違いがめったに起きないように整理していた。さまざまな物が意味で分類されるのではなく、色、大きさと形、位置、状況、関連性によって整頓されている。字を読めない人が図書館の本を並べるとしたら、こんなふうにやるだろう。すべての物に所定の場所があって、彼女はそれを記憶していた。

リリアンがこのようにとくに色を指標として周囲の物の特徴を推論している様子を見て、見かけが似ている物はどうするのだろうと疑問がわいた。たとえば、ほとんど同じに見える魚用のナイフとステーキ用のナイフはどうするのか？　それが問題で、よく取り違えるのだと彼女は認めた。ひと目で違いがわかるように、魚用ナイフには小さい緑の点、ステーキナイフには赤い点というように、わざと印を付ければいいのではないかと私は提案した。リリアンによれば、そうすることを考えたことはあるが、自分の問題を他人に「ひけらかす」のもどうかと思うのだという。色分けされた食器類、色分けされた住まいを、客はどう思うだろうか（「心理学の実験か会社みたいですよね」と彼女は言った）。そのようなアイデアの「不自然さ」は悩ましいが、失認症が悪化したら必要になるかもしれないと、彼女も認めた。

電子レンジを使うときのように、自分の分類システムがうまくいかない場合、リリアンは試行錯誤で何とかできる。しかし物が所定の場所にないと、大きな問題が生じかねない。私が訪問を終えようとしたとき、それが驚くようなかたちで明らかになった。リリアンとクロードと私の三人は、ダイニングルームのテーブルにすわっていた。リリアンがテーブルセッティングをしてビスコッティとケーキを並べてあって、熱い紅茶のポットを運んできた。食べながら彼女はおしゃべりしていたが、ずっと何気なく気を配って、すべての皿の位置と動きを観察し、すべてが「なくならない」ように、目で追いかけていた（私はあとで気がついた）。彼女は立ち上がって空の皿をキッチンに下げたが、私がとくに好きなようだと見て、ビスコッティだけは残していった。クロードと私は、ビスコッティの皿を二人のあいだに移して、初めて二人だけでしばらくおしゃべりした。

リリアンが戻り、私が持ってきたものをかばんに詰めて帰る準備をしていると、彼女は言った。「先生、ビスコッティの残りをお持ち帰りくださいな」――ところが奇妙なことに、彼女はビスコッティを見つけられず、そのことに取り乱して半狂乱になった。ビスコッティの皿はテーブルの上にあったのだが、皿が動かされていたため、彼女にはどこにあるかわからず、どこを見ればいいかも見当がつかなかったのだ。探すすべさえないようだった。ところが彼女は私の傘がテーブルの上にあるのを見て、ひどくびっくりした。傘として認識できず、曲がってねじれているものが出現したことだけわかって、一瞬、半分本気で、それがヘビではないかと思ったのだ。

帰る前に、私はリリアンにピアノで何か弾いてくれないかと頼んだ。彼女はためらった。彼女がかなり自信を失っているのがよくわかる。それでもバッハのフーガを美しく弾き始めたが、数小節で申し訳なさそうに手を止めた。ピアノの上にショパンのマズルカの楽譜があるのに気づいて、私がその曲について尋ね、そして励ますと、彼女は目を閉じ、マズルカ作品五〇のなかの二曲を弾いた。よどみなく、活気にあふれた、気持ちのこもった演奏だった。

そのあと彼女が話してくれたところでは、楽譜はただ「その辺にある」だけで、「譜面やページをめくる人、それに自分の手や鍵盤を見ることになってうろたえて」しまい、そのような状況ではとくに右手を間違えるおそれがある。目を閉じて何も見ずに、自分の「音楽記憶」と頼りになる耳だけを使って、演奏しなくてはならない。

リリアンの奇妙な病気の本質と進行について、私に何が言えただろう？　三年前に神経科の検査を受けてから多少進行したことは明らかで、彼女の障害はもはや純粋に視覚の問題ではないだろうという感じを――何となくだが――受けた。とくに、彼女は物を認識できても名前を言えないことがあり、単語がわからないときは「なにやら」と言っていた。

私は新たなＭＲＩを指示して、前の結果と比較したところ、今では脳の両側の視覚野に収縮が見られることがわかった。ほかの場所に本質的な損傷の兆候はあるのか？　見わけるのは難しかったが、海馬――新しい記憶の登録に不可欠な脳の部位――にも多少の縮小が疑われた。しかしそれでも損傷はおもに後頭と後頭側頭の皮質に限定されていて、進行のスピードは非常にゆっくりであることは間違いなかった。

私はこのようなＭＲＩ所見についてクロードと話し合った。すると彼は、リリアンと話すときには避けるべき言葉があるのだと強調した。とくにアルツハイマー病という恐ろしい病名だ。「アルツハイマー病ではないですよね」と彼は言った。このことが彼らの念頭にあるらしい。

「はっきりしたことはわかりません」と私は言った。「通常の意味ではそうではありません。もっとまれで、もっと良性のものと考えるべきでしょう」

フランク・ベンソンのチームによって後部皮質委縮（ＰＣＡ）が初めて正式に記述されたのは一九八八年のことだが、認識はなくてもずっと前からこの症状が存在したことは間違いない。しかしベンソンらの論文で一気に認識され、今ではたくさんの症例が記述されている。

ＰＣＡ患者は、視力または動きや色の感知力のような、視覚の基本的な要素は維持している。しかし、読めない、顔や物を認識できない、ときには幻覚を見るなど、複雑な視覚障害を経験する傾向がある。視覚失見当が深刻化する場合もあり、自分の住まいの近所ばかりか自分の家のなかでさえ迷子になる患者もいて、ベンソンはこれを「環境失認」と呼んでいる。続いてほかの問題も起こるのが一般的だ。左右を取り違える、書けなくなる、計算ができなくなる、自分の指もわからなくなるという四つの症候で、ゲルストマン症候群とも呼ばれる。ＰＣＡ患者は色の認識とマッチングはできても、その名前を言うことができない、いわゆる色名失語症になる場合がある。もっとまれだが、動きに目を向けて追いかけることができなくなることもある。

これらの障害とは対照的に、記憶力、知力、洞察力、そして人格は、病気がかなり進行するまで失われない傾向がある。ベンソンが記述している患者はみな、「自分の履歴を話すことができ、現在の出来事を認識していて、自分の状況をかなり鋭く見通していた」。

ＰＣＡは明らかに退行性脳障害だが、もっと一般的なアルツハイマー病とは特徴が大きく異なるようだ。アルツハイマーの場合、記憶と思考、理解と言語の使用、そしてしばしば行動と人格にも、大きな変化が起こりがちで、何が起こっているのか早いうちにわからなくなるのが一般的だ（そのほうが幸せかもしれない）。

リリアンの場合、病気の進行は比較的穏やかなように思えた。最初の症状から九年たっても、自分の家のなかや近所で迷子になることはなかったのだから。

リリアン本人もやったように、私は自分の患者である「妻を帽子とまちがえた男」のＰ氏と彼女を比較しないわけにはいかなかった。二人とも有能なプロの音楽家であり、二人とも重い視覚失認症をわずらいながら、ほかの多くの点ではきわめて健康である。そして二人とも、自分の問題を回避するための巧妙な方法を見つけたり、考え出したりしているので、ひどく深刻な障害に思えるものを抱えているにもかかわらず、音楽大学の最高レベルで教え続けることができた。

とはいえ、リリアンとＰ氏では、実際に病気に対処する方法はまったく違っていた――その原因は症状の深刻さにもあったが、気性や訓練の違いにもあった。私がＰ氏を診たのは初期症状が現われてからわずか三年後だったが、すでに問題は深刻だった。視覚だけでなく触覚にも問題があり、妻の頭をつかんでそれを帽子と間違えたのだ。一種の無思慮や無関心が見られ、自分が病気であるという事実をほとんどわかっていないため、見えているものが何かを識別できないことを取りつくろうために、よく作話をした。これはリリアンとはきわめて対照的だ。彼女は症状が出てから九年たっても、視覚以外に重大な問題はなく、まだ旅行したり教えたりすることもできて、自分の状況を鋭く見抜いていた。

リリアンの色、形、質感、そして動きに対する知覚、記憶力、知力はまだ損なわれていなかったので、それを駆使して推論によって物を識別することができた。P氏はできなかった。たとえば、見ても触っても手袋を識別できなかった（「切れ目のない表面が袋状になっていて、こういう言い方が正しいなら、五つの突出物を形成している……何かの入れ物ですか？」というような、ばかばかしいほど抽象的な言葉で説明することはできたが）。たまたま自分の手にはめてみて、ようやく何だかわかったのだ。彼は全般的に、何かをすることに、つまり行動や流れに、ほぼ完全に依存していた。彼にとって歌を歌うことは、何よりも自然で抑えきれない行動であり、それによってある程度失認症を回避できた。着替えの歌、ひげそりの歌、動作の歌、あらゆる種類の歌をハミングしたり歌ったりする。彼は音楽によって自分の活動を、自分の日常生活を、体系づけられることに気づいていたのだ。[1] リリアンの場合はそうではなかった。素晴らしい音楽的才能はそのままだったが、それが日常生活に同じような役割を果たすことはなかった。音楽的能力は彼女にとって、失認症に対処する方策ではなかったのだ。

数カ月後の一九九九年六月、私は再びリリアンとクロードを二人の自宅に訪ねた。クロードはつい先日まで数週間もヨーロッパに出かけていて、そのあいだリリアンはアパートメントから半径四ブロックの範囲内を自由に動き回り、お気に入りのレストランに行ったり、買い物をしたり、用を足したりしていたようだ。私が着いたとき、リリアンが世界中の友人たちにカードを送ろうとしていたのがわかった。韓国、ドイツ、オーストラリア、ブラジルの住所が記された封筒がテーブル中に散らばっていた。どうやら失読症になっても、手紙のやり取りは減っていないようだ。ただし、名前と住所が封筒のあちこちにばらばらになることはあったが。彼女は自分の家のなかではうまくやっているようだが、どうやって一人で買い物をして、ごった返すニューヨークの街という難題に対処しているのだろう?

「出かけましょう。ぶらぶら《ワンダー》しましょう」と私は言った。リリアンはすぐに歌曲「さすらい人《ワンダラー》」を——彼女はシューベルトが大好きだ——歌い始め、それを綿密に練り上げた「さすらい人幻想曲」を口ずさんだ。

エレベーターのなかで、彼女は近所の人にあいさつされた。彼女がその人たちを視覚で認識したのか、それとも声で認識したのか、私にはよくわからなかった。彼女は声だけでなくあらゆる種類の音をたちどころに認識する。それどころか、色や形と同じように、音に対しても異常なほど注意深いように見えた。手がかりとして特別に重要なのだ。

彼女はすんなりと通りを横断した。歩行者用信号の文字は読めないが、どちらが進めでどちらが止まれか、位置と色はわかっていたし、信号が点滅しているときは渡れることも知っていた。彼女は向かいの角にあるのはシナゴーグだと指摘した。ほかの店は形か色で識別していて、お気に入りのダイナーも黒と白の市松模様のタイルで見わけている。

私たちはスーパーマーケットに行き、まずカートを確保した——彼女がその置き場に直行したのだ。彼女は難なく果物と野菜の売り場を見つけ、リンゴやナシ、ニンジン、黄ピーマン、そしてアスパラガスを見わけた。初めポロネギという名前を言えなかったが、「タマネギの仲間よね?」と言ってから、わからなかった「ポロネギ」という言葉がひらめいた。キウイフルーツには、私が触れさせるまで頭を悩ませた(「小さいネズミのようにとてもフワフワ」と考えていた)。私は果物の上にぶら下がっていたものに手を伸ばし、「これは何ですか?」と訊くと、リリアンは目を細めて口ごもった。「食べられるもの? 紙かしら?」それを触らせると、彼女は少し恥ずかしそうに吹き出した。「鍋つかみですね。私ったらどうしてこんなに間抜けなのかしら」

次の売り場に移動すると、リリアンは大きな声で、デパートのエレベーターガールのような口調で「左手にサラダドレッシング、右手に油がございます」と言った。彼女は明らかにスーパー全体の地図を頭のなかに入れている。ブランドが一〇種類以上あるトマトソースのなかから、彼女がお目当てのものを選び出せたのは、ラベルに「濃い青の三角形とその下に黄色い丸」が描いてあるからだ。「色はいちばん重要です」と、彼女はまた強調した。彼女にとっていちばん直接的に見える手がかりであり、ほかに何もないときでも認識できる(そういうわけで、私は彼女を訪ねるときに赤ずくめの服装をしていた。はぐれてもすぐに、彼女が私を見つけられるとわかっていたからだ)。

しかし色で十分とは限らない。プラスチックの容器に入っている場合、それがピーナッツバターなのかメロンなのか、彼女にはわからないかもしれない。彼女が考え出したいちばん簡単な方法は、使用済みの缶か箱を持っていって、それと同じものを探してほしいと誰かに頼むことだった。

スーパーを出るとき、彼女はうっかり右側にある買い物かごの山にカートをぶつけてしまった。彼女の視覚認識に障害があるのは右側なので、そのような事故が起こるときは必ず右側なのだ。

数カ月後、私は前に来てもらった診療所ではなく、私自身のオフィスでリリアンを診ることにした。彼女はペンシルバニア駅からグリニッチ・ヴィレッジに向かい、時間きっかりに到着した。前夜は夫がコンサートを開いたニューヘヴンに泊まり、その朝、彼に列車まで見送ってもらった。「ペン駅はわが家の庭みたいなものです」と彼女は言い、そこでは何の問題もなかった。しかし外に出ると、人や車がごった返すなかで「何度も人に訊かなくてはなりませんでした」と認めた。調子はどうだったかと私が尋ねると、失認症は悪化していると言った。「先生と一緒にスーパーに行ったときは、楽に認識できるものがたくさんありました。同じものを買いたい場合でも、今では人に訊かなくてはならないんです」。全般的に、彼女は物を識別してくれるよう人に頼んだり、やっかいな階段や突然の段差や地面のでこぼこがある場合は助けを求めたりする必要があった。以前よりさらに（たとえば、自分が正しい方向を向いていることを確認するために）、触覚と聴覚に頼るようになっていた。視覚では理解できない世界でうまくやっていくために、記憶や思考、推論、そして常識に頼る度合いが増していた。

それでも彼女は私のオフィスに来たとたん、自分がショパンを演奏しているCDジャケットを見つけ、「ちょっと見覚えがあります」と言ってほほ笑んだ。

私はオフィスの一方の壁に何が見えるか尋ねた。最初、彼女はイスを壁ではなく窓に向けて、「ビルが見えます」と答えた。そこで私は彼女のイスを壁に向くまで回した。少しずつやる必要があった。「ライトが見えますか?」。ええ、あそこに、それからあそこにも。そのライトの下に見える色はすぐに口に出したが、それがソファだと確認するのにしばらくかかった。彼女はソファに緑色の物が載っているのを目に留め、それはストレッチコードだと正しく指摘した。同じようなコードを理学療法士からもらったことがあるそうだ。ソファの上のほうに何が見えるかを訊かれると(答えは抽象的な図形の絵)、彼女は「黄色……それに黒が見えます」と答えた。それは何ですか、と私が尋ねる。天井に関係するもの、と彼女が推測する。それとも扇風機。あるいは時計。そしてこう付け加えた。「本当のところ、一つの物なのかたくさんなのか、わかっていません」。実際は、やはり私の患者で色覚異常の画家が描いた絵だった。しかし明らかにリリアンはそれが絵であることをまったく理解していないし、一つの物体であることさえよくわかっていなくて、部屋の構造の一部かもしれないと考えていた。

私にとってこれは不可解だった。とても印象的な絵を壁とはっきり区別できないのに、CDジャケットの自分の小さい写真はすぐにわかるとは、いったいどういうことなのか？　ソファが見えない、あるいは認識できないのに、その上に載っている細い緑色のストレッチコードを識別できるのはどうしてなのか？　そのようなつじつまの合わない出来事は前にも数えきれないくらい起こっていた。

彼女は腕時計をしていたが、どうやって時間を知るのだろうと私には不思議だった。数字を読むことはできないが、針の位置は判断できると彼女は言った。そこで私は彼女にいたずら心で、自分の変わった時計を見せた。数字の代わりに元素記号（H、He、Li、Beなど）が記されている時計だ。彼女はそのことに関して何も気づかなかった。彼女にとって、化学記号はいずれにしても数字と同じで理解できないものだったからである。

私たちは散歩に出かけた。私は目印に明るい色の帽子をかぶった。リリアンは、ある店のウィンドウを見て当惑していた――が、私も同じだった。そこはチベットの手工芸品を扱う店だったが、何もかもがエキゾチックで見慣れないものなので、火星の手工芸品でも同じだったろう。興味深いことに、その隣の店を彼女はすぐに認識して、私のオフィスに来る途中で前を通りかかったと言った。そこは時計店で、さまざまな大きさや形の時計がたくさん置いてある。あとで彼女に聞いた話では、彼女の父親は時計が大好きだったそうだ。

別の店の扉に付いていた南京錠が何か、リリアンにはさっぱりわからなかったが、「開くもの……水道の蛇口のような」ものかもしれないと考えた。それでも触ったとたんに何かわかった。

コーヒー店に立ち寄ったあと、私は彼女を隣のブロックにある私の自宅に連れていった。私のグランドピアノ――一八九四年のベヒシュタイン――を弾いてみてほしかったのだ。アパートメントに入るとすぐ、彼女は廊下にある大きな振り子時計に気づいた（対照的に、P氏は振り子時計と握手をしようとした）。

彼女はピアノの前にすわって一曲弾いた――何となく聞き覚えがあるのに、知らないようにも思える不可解な曲だった。リリアンの説明によると、それは彼女が二年前にラジオで聴いて魅せられ、ぜひ自分で演奏したいと思っていたハイドンの四重奏曲だった。彼女はそれをピアノ用に編曲したのだが、すべてを頭のなかで、しかも一晩でなし遂げていた。失認症になる前にもメモ用紙と原曲の楽譜を使ってピアノ用に編曲することはあったが、それが不可能になったとき、すべてを耳だけでできることに気づいた。音楽記憶力と音楽想像力が前より強くたくましくなり、同時に適応性も増しているので、以前にはできなかったことだが、とても複雑な音楽を暗記し、頭のなかで編曲し直し、再現できる。九年前に視覚障害が始まってから、日増しに強くなる音楽の記憶力と想像力は彼女にとって欠かせないものになり、彼女が前進する原動力になっていた。(2)

私のオフィスでも、周囲のちょっとした通りや店でも、何が何かについてリリアンが見せた混乱から、彼女がなじみのあるものや記憶しているものにどれだけ頼っているか、自分の住まいや近所にどれだけ支えられているかを、私は痛感した。彼女がある場所を頻繁に訪ねれば、ひょっとすると、やがてだんだんに理解するかもしれないが、それはとても難しい仕事であり、多大な忍耐と才覚、そして分類と記憶のまったく新しい体系が必要だろう。今回、リリアンが私のオフィスに来てくれて、将来的には私が往診し続けなくてはならないことがよくわかった。どこに何があるかわかっていて、自分の思いのままになり、心休まる場所である彼女の自宅を、私が訪ねるべきだろう。彼女の視覚では外出はますます現実離れした難題になってきていて、ときにぞっとするような奇妙な錯覚に満ちていた。

二〇〇一年八月に再びリリアンからもらった手紙には、募る不安が綴られていた。彼女はすぐに会いたがっていて、私は次の週末を提案した。

彼女は私を迎えるためにドアのそばに立っていた。彼女と同じように私自身も（生まれたときから）視覚と地理認識に弱点があり、左右を間違えて、建物のなかでどちらに行けばいいかわからなくなることを知っていたからだ。彼女はとても温かく私を迎えてくれたが、少し不安げでもあり、訪問中ずっとその不安が付きまとっているように見えた。

「生活が大変なんです」と彼女は切り出した。その前にまず私をすわらせ、炭酸水をグラスに注いで出してくれたのだが、冷蔵庫のなかの炭酸水を見つけるのに苦労していた。オレンジジュースのピッチャーの向こうに隠れている炭酸水のビンが見えなかったので、彼女は正しい形のビンを求めて冷蔵庫のなかをあちこち手で探らなくてはならなかった。「良くなっていません……目がとても悪いんです」（もちろん彼女は、自分の目が健康であることも、衰えているのが脳の視覚野であることもわかっている――それどころか、彼女はそのことに誰よりも早く気づいた――が、「目が悪い」と言うほうが簡単で自然だと思っている）。二年前に一緒に買い物に行ったとき、彼女は見える物のほとんどすべてを、少なくとも形や色や場所の目印があれば認識しているようで、ほとんど手助けは必要なかった。さらに当時は、キッチンを確実に動き回り、何かを見失うこともなく、効率的に立ち働いていた。しかしその日彼女は、炭酸水もニシンの塩漬けも「見失った」。どこに置いたか忘れたからだけではなく、目に入っても認識できないために見失うのだ。よく見ると、キッチンは前ほど整理されていない――整理は彼女の状況ではきわめて重要なのに。

リリアンの失語症、つまり言葉が見つけられない問題も、悪化していた。マッチを見せると視覚ではすぐに認識したが、「マッチ」という言葉が言えず、代わりに「火をつけるための物」と言った。同様に、甘味料のスウィート・ン・ローの名前も言えず、「砂糖より良い物」として認識する。彼女はこのような問題を十分に自覚していて、対処法もわかっていた。「何かを言えないときは定義するんです」と説明してくれた。

最近、夫と一緒にオンタリオ州、コロラド州、そしてコネチカット州を旅行したが、ほんの二、三年前のように自分だけではできないだろう、と彼女は言った。クロードがいないときでも、自宅でなら自分で自分のことはうまくできると感じている。それでも、「一人のときはひどいものです。愚痴じゃありませんよ――状況説明です」。

リリアンがキッチンに立ったとき、私はクロードにそのような問題についてどう感じるかを尋ねた。彼は同情と理解を示したが、こう付け加えた。「彼女の弱さには誇張されている部分があるかもしれないと考えると、腹立たしくなることがあります。たとえばの話をしましょう。リリアンの『目の不自由さ』が『選択的』な場合もあるので、私も時々とまどったり、いらいらしたりするんです。金曜日には絵が数ミリ傾いて掛けられていることに、彼女は気づきました。それに小さい写真のなかの人の表情についてあれこれ言うこともあります。でも、スプーンに触って、『これは何?』と尋ねて、その五分後に花びんを見て『似たようなものがある』と言うんです。パターンがなくて、矛盾だらけです。彼女がカップをつかんで『これは何?』って言うとき、私はどういう態度を取るべきなのでしょう? 教えないこともあります。でもそれは間違っていて、ひどい悪影響をおよぼすかもしれません。私は何と言うべきなのでしょう?」

これは本当にとてもデリケートな問題である。彼女が知覚したものに困惑しているとき、彼はどれくらい介入するべきなのか? 友だちや患者が誰かの名前を忘れたとき、私たちはどれくらいその人を手助けするべきなのか? 方向音痴の私自身も、間違った方向に向かってうろうろしないように救ってもらいたいのか、それとも自分で正しい方向を見つけ出すまで放っておいてほしいのだろうか? 私たちはみな、どのくらい「教えて」ほしいと思っているのだろう? この疑問はとくにリリアンの場合はやっかいだ。なぜなら、彼女は物事をうまく解決し、自力で生活する必要があるが、彼女の視覚の問題はどんどん深刻になりつつあり、クロードが見たところ、彼女を失見当識のパニックに陥れかねないこともあるからだ。臨機応変にやる以外に提案できるルールはないと、私はクロードに言った。つまり、状況ごとに必要な解決策は違うのだ。

しかし私も、リリアンの視覚機能が示す異常な変動に頭を悩ませていた。損傷した視覚野の機能が減退して不安定になっていることと関係しているようにも思える——最初に問題が現われた一〇年前、楽譜を読む能力が消えたり戻ったりしたように。私が思うに、血流の変化を反映している変動もあるかもしれない。しかし理由は何であれ、彼女がいつものやり方で補えなくなるような変動もあるようだ。直接的な視覚認識の代わりに記憶力や知力を駆使する能力もまた、この時点では低下しつつあるように感じられた。したがってリリアンにとって、物に「しるし」を付けること、つまり利用しやすい感覚の手がかりを用意しておくことはますます重要であり、とりわけ色に対して、彼女は相変わらずとても敏感だった。

とくに私が興味をもったのは、クロードの話に出てきたリリアンが突然発揮する能力だった。たとえば、彼女はたいてい人を見わけることがまったくできないのに、小さい写真に写っている顔の表情を知覚できるのだ。以前の検査で、たとえ単語の表わしている物を認識できなくても、その単語を「生物」か「無生物」かに分類できたような、前意識的な能力の一例ではないだろうかと考えずにはいられなかった。そのような無意識の認識は、視覚系のなかのまだ傷ついていないほかの仕組みを利用しているので、失認症があっても、皮質に損傷があっても、ある程度は可能なのかもしれない。

「回復した楽譜失読症」の珍しい経験談が、二〇〇六年にイアン・マクドナルドによって発表されている。そのような個人的な報告が出版されるのは初めてで、マクドナルド自身が神経学者であると同時に優れたアマチュア音楽家だったために、二重に注目を集めた。彼の楽譜失読症（と計算困難、失顔症、地理的失見当などのほかの問題）は塞栓性脳卒中によるもので、最終的には完全に回復した。(3) 楽譜を読む能力は、とくに練習すると次第に回復したとはいえ、楽譜失読の症状は日によってかなり変動したことを、彼は強調している。

リリアンの担当医は当初、彼女も脳卒中を起こしたのであり、能力の変動はそれに伴うものだろうと考えた。しかしそのような変動は、原因に関係なく、損傷を受けたあらゆる神経系によく見られるものである。神経根圧迫による坐骨神経痛の患者には、調子の良い日も悪い日もあり、目や耳に障害のある患者もしかりだ。系が損なわれているときには、余力や余裕が少ないので、疲労、ストレス、薬物、感染症のような偶発的要因によって混乱しやすい。そのような損傷を受けた系は、私が『レナードの朝』に記した患者がつねに経験していたように、自発的に変動する傾向もある。

リリアンは発病してから一一年か一二年のあいだ、工夫を凝らして適応していた。視覚、音楽、情緒、知性、あらゆる種類の潜在能力を自分自身のために役立てた。家族、友人、夫と娘はもとより、教え子や同僚、スーパーや街で出会う親切な人々など、誰もが彼女が対処するのを助けてきた。失認症に対する彼女の適応――進行する知覚や認知の障害に直面したとき、生活を維持するためにできることの知恵――は目覚ましかった。しかし自分の芸術、自分の音楽においては、リリアンはただ病気に対処するだけでなく病気を超越していた。このことは彼女がピアノを弾くとはっきりわかる。それは超統合とでも呼ぶべきもの、すなわち感覚と筋肉、体と心、記憶と空想、知性と感情、人の自己全体、生きること、そのトータルな統合を求め、もたらす芸術である。彼女の音楽能力は、幸いなことに、病気によって損なわれることはなかった。

彼女のピアノ演奏はいつも私の訪問に見事な音色を添え、そしてこれこそが重要なのだが、芸術家としてのアイデンティティーを彼女に思い出させた。ほかのどんな問題が彼女を包囲しつつあるにしても、彼女がまだ喜びを得られ、そして与えられることを示していた。

二〇〇二年にリリアンとクロードを再訪したとき、部屋には風船があふれていた。「私の誕生日だったんです、三日前が」とリリアンが説明してくれた。彼女は元気そうではなかったし、何となく弱々しく見えたが、その声と温かさはまったく変わっていなかった。彼女が言うには視力はさらに低下していて、そのことは彼女がすわるイスを手探りで見つけたり、間違った方向に歩いていったり、自宅のなかで迷子になったりするとき、残念なほど明らかだった。彼女の行動は以前よりはるかに「やみくも」に見え、自分の目の前にあるものを解釈できなくなっているだけでなく、視覚による位置確認がまったくできないこともわかった。

彼女はまだ文字を書くことはできたが、読みのほうは、二、三年前にはできていた一字一字とてもゆっくり読むことさえ不可能になっていた。彼女は読んでもらうのが大好きで、クロードが新聞や本を読み聞かせていたので、私は何かオーディオテープを送ると約束した。まだ少しは外出ができるので、夫の腕につかまって近所を散歩していた。彼女の障害が強まるにつれ、二人は以前にもまして親密になっていた。

そんなこんなにもかかわらず、リリアンは自分の耳はいつもどおり良く聞こえると感じていて、音楽大学から彼女の自宅にやってくる学生たちに、相変わらず多少なりとも教えることができていた。しかしそれ以外は、もうあまりピアノは弾かなかった。

それでも、私が前に弾いてもらったハイドンの四重奏曲のことを話すと、彼女の顔がぱっと明るくなった。「あの曲には心底夢中でした。前に聞いたことがなかったんです。ほとんど演奏されませんよね」。そしてまた、その曲を頭から振り払うことができず、頭のなかでピアノ用に一晩で編曲したことについて説明してくれた。私はもう一度弾いてほしいと頼んだ。リリアンはためらったが、そのあと納得してピアノのほうに向かったものの、方向が違っていた。クロードが優しく彼女を正しいほうに向かわせた。ピアノの前で彼女は最初まごまごし、違う音を叩いてしまい、不安そうに困惑しているように見えた。「どこかしら？」と彼女がつらそうな声を上げたので、私の心は沈んだ。しかしそのあと彼女は正しい場所を見つけて、美しい音色を奏で始めた。音が舞い上がり、溶け、より合わさる。これにはクロードも驚き、感動していた。「二週間か三週間、まったく弾いていなかったんですよ」と私にささやいた。リリアンは弾きながらじっと上のほうを見て、メロディーを小さく口ずさんでいた。彼女が見事な芸術性をもって演奏し、以前と同じくらい力と気持ちを込めて弾いているうちに、ハイドンの音楽はうねって激しい乱気流になり、楽音がぶつかり合う。そして四重奏曲が終わりに近づき、和音が調和すると、彼女はひと言つぶやいた。「すべてを許しましょう」

（注1）私がP氏に会ったのは、ベンソンらがPCAについて記述する一〇年前の一九七八年のことだ。私はP氏が示した様子、彼の病気の矛盾に当惑した。確かに彼は退行性脳障害をわずらっていたが、私が診たことのあるどんなかたちのアルツハイマー病ともまったく違うように思えた。しかしアルツハイマーでないのなら、何なのだろう？　一九八八年にPCAについて読んだとき、すでにP氏は亡くなっていたが、これが彼の診断結果だったのだろうかと思った。

しかしPCAは解剖学的な診断にすぎない。最も影響を受けている脳の部位を表わしているが、根本的な病気の経過については、脳の部位がなぜ損なわれているのかについても、何も語っていない。

ベンソンがPCAについて記述したとき、その根本的な病理に関する情報は何もなかった。彼の患者たちはアルツハイマー病かもしれないが、もしそうなら、ひどく特殊な症状を呈するアルツハイマーだ、とベンソンは考えた。脳の前頭葉と側頭葉を侵すほうが一般的な退行性脳障害のピック病かもしれない。退行性障害ではなく、脳の後部と頸動脈循環のあいだの分岐ゾーンに小さな閉塞が蓄積している血管の疾患かもしれないとも考えた。

（注2）リリアンにこの話を聞いたとき、私は病院で数年前に診た患者のことを思い出した。彼女は劇症脊髄炎

という脊髄の感染症によって一晩で全身麻痺に陥った。回復する見込みがないことが明らかになったとき、彼女は絶望し、自分の人生は終わったと感じた——人生の素晴らしいことだけでなく、慣れ親しんできた毎日の小さな楽しみ、たとえば、彼女が大好きな《ニューヨーク・タイムズ》のクロスワードパズルさえも、奪われてしまったと。それでも彼女は《ニューヨーク・タイムズ》を毎日買ってきてくれるように頼んだ。そうすれば少なくともパズルを見て、その配置を把握し、ヒントを目で追うことはできる。しかしそうしたとき、驚くべきことが起こった。ヒントを見ていると、答えがひとりでにマスのなかに記されるように思えたのだ。それから二、三週のあいだに彼女の視覚想像力は強くなり、やがて、たった一回真剣に念入りに見れば、クロスワード全体とヒントを暗記することができるので、あとで暇なときに頭のなかで解くことができることに気づいた。これが麻痺状態の彼女には大きな慰めになった。それほどの記憶力と想像力が自分にあるとは考えたこともなかったと、のちに彼女は話してくれた。

(注3) マクドナルドはピアノを正しく表現豊かに弾く能力も一時的に失ったが、この問題はリリアンにはなかった。

生き返る

パットことパトリシア・Hは聡明でエネルギッシュな女性だ。芸術家の代弁者として活動し、ロングアイランドで画廊を経営し、自らも才能豊かなアマチュア画家である。三人の子どもを育て上げ、六〇歳に近づいてもまだアクティブで、娘たちに言わせると「華やかな」生活を送っていた。人材発掘のためにグリニッチ・ヴィレッジを回り、自宅で頻繁にパーティーを開く。料理が大好きで、夕食に二〇人が集まることも珍しくない。夫もラジオのパーソナリティであり、時々ナイトクラブで演奏する素晴らしいピアニストであり、政治活動家でもあるという具合に、たくさんの顔をもっていた。二人ともきわめて社交的だ。

一九八九年、パットの夫が心臓発作で急死する。パット自身も前年に弁膜損傷で心臓切開手術を受け、抗凝血剤を投与されていた。彼女はそれを難なく乗り越えた――が、夫の死には「ショックを受けたようで、ひどく落ち込み、やせ細り、地下鉄で倒れたり、車で事故を起こしたり、迷子になったみたいにマンハッタンにあるわが家の玄関に現われたり」したと、彼女の娘たちが話している。パットは常日ごろから気まぐれなところがあった（「数日間落ち込んで寝込んだかと思うと、上機嫌でいそいそと街に飛び出し、次から次へといろんなことに没頭したものです」）が、今度ばかりはふさぎの虫が取りついて離れなかった。

一九九一年一月、彼女が二日間も電話に出なかったので、娘たちが心配して隣人に電話をかけ、警察官と一緒にパットの家に入ってもらったところ、彼女がベッドで気を失っているのが見つかった。娘たちが聞かされた話では、彼女は二〇時間以上も昏睡状態で、ひどい脳出血を起こしていたという。脳の優位半球である左半分に大きな凝血が生じ、彼女は助からないだろうと思われた。

何の改善も見られないまま病院で一週間が過ぎたあと、パットは最後の手段として手術を受けた。結果は予断を許さないと娘たちは言われていた。

実際、凝血が取り除かれたあと、最初は深刻な状況のようだった。娘の話によると、パットは「じっと眼を開いていても……見えていないようでした。母の目が私を追いかけている、というか、そう見えるときもありました。でも何が起こっているのか、彼女に意識があるのかどうか、私たちにはわかりませんでした」。神経科医は「慢性植物状態」という言葉を口にすることがある。特定の原始反射は残っていても、一貫した意識や自己がないゾンビのような状態のことだ。そのような状態は残酷なほどもどかしいだろう。たいていの場合、今にも意識を回復しそうに思えるのに、その状態は何カ月どころか永遠に続くかもしれないのだ。しかしパットの場合、その状態が二週間続いたある日のことを、娘のラリはこう記憶している。「私が手にダイエットコーラを持っていたら、母がそれを欲しがったんです。母が目を向けたのがわかったので、『飲みたいの？』と訊いたら、うなずきました。その瞬間、何もかもが変わったんです」

パットは意識を取り戻し、娘たちのことがわかり、自分の状態や周囲の状況を認識していた。欲求も、願望も、人格もあるが、右半身が麻痺していて、さらに悲しいことに、自分の考えや感情を言葉で表現できなくなってしまった。視線を向けたり、指さしたり、手まねや身ぶりで示すことしかできない。話を理解することもかなり困難になっていた。ひと言で言うと、失語症だったのである。

失語症（aphasia）は、語源的には「話さない」ことを意味するが、失われるのは発話ではなく言語そのもの――その表現や理解の全部または一部――である（したがって、手話を使う先天的な聴覚障害者も、脳の損傷や脳卒中のあとに失語症にかかり、手話をしたり理解したりできなくなる場合がある。この手話失語症はあらゆる意味で、発話をする人たちの失語症と似ている）。

脳のどの部位が関係しているかによって、失語症にはさまざまなかたちがあるが、通常、表出性失語と受容性失語に大きく二分され、両方がある場合は「全」失語と呼ばれる。

失語症は珍しくはない。原因は脳卒中、頭部負傷、腫瘍、退行性脳疾患のいずれにせよ、脳の損傷による恒久的な失語症をわずらう可能性は、三〇〇人に一人と推定されている。しかし失語症から完全に、あるいは部分的に回復する人も多い（偏頭痛や発作のあいだ、二、三分だけ続く一過性の失語症もある)。

ごく軽い表出性失語の特徴は、言葉がなかなか見つからないことや、間違った言葉を使いがちなことで、文の全体的な構造には障害がない。固有名詞を含めた名詞がとくに影響を受けやすい。もっと深刻な表出性失語では、文法的に完全なきちんとした文をつくることができず、短くて表現力に乏しい「電文のような」発話になってしまう。失語症が非常に重い場合、時々不意に(「くそっ!」や「すごい!」などと)叫ぶことはできても、ほとんど口がきけない。一つの単語や言い回しを執拗に繰り返す場合もあり、どんな状況でもそれを発してしまうことに本人のもどかしさが見てとれる。ある患者は脳卒中のあと、「ありがとう、ママ」としか言えなくなったし、別のイタリア人女性患者は「すべて本当《トゥッタ・ラ・ヴェリタ》、すべて本当《トゥッタ・ラ・ヴェリタ》」としか口に出せなくなった。

一八六〇年代から七〇年代にかけて失語症の先駆的研究を行なったヒューリングス・ジャクソンは、そのような患者には「命題」言語がなく、さらに内言語もないので自分に向けて話すことや「命題化」することもできないと考えた。したがって失語症は抽象的思考力を奪うのだと感じた彼は、その意味で、失語症患者を犬と比較している。

ナリンダー・カプールは名著『医師たちの損なわれた脳(*Injured Brains of Medical Minds*)』のなかで、失語症患者本人による説明を引用している。そのなかの一人のスコット・モスは心理学者で、四三歳のときに脳卒中をわずらって失語症になり、のちに自分の経験を詳しく記述しているのだが、その記述は内言や概念の喪失に関するヒューリングス・ジャクソンの考えとほぼ一致している。

翌朝病院で目が覚めると、まったくの（全）失語になっていた。他人が言うことは、話すスピードがゆっくりで、非常に具体的な行動を表わしているのであれば、何となく理解できた。……話す、読む、そして書く能力を完全になくしていた。最初の二カ月は、心のなかで言葉を使うこと、つまり言葉で考えることさえできなかった。……夢を見ることもできなかった。したがって八週か九週のあいだ、自分で考えた意見がまったくない状態で生きていたのだ。……今現在に対処することしかできなかった。……私自身のうち、なくなったのは知的側面であり、それは人格の必須条件、一人の人間であるためにもっとも重要な必須要素だった。……私は長いあいだ、自分を半分だけの人間と思っていた。

表出性と受容性、両方の失語症にかかったモスは読む能力も失った。表出性のみの失語症患者は、読み書きができる場合もある（利き手が脳卒中で麻痺していなければ[1]）。

一九世紀初期の著名なフランス人生理学者、ジャック・ロルダの報告もある。彼はヒューリングス・ジャクソンの研究の六〇年あまり前に、自分自身が経験した脳卒中後の失語症について、非凡な記述を残している。彼の経験はモスとはまったく違う。

二四時間以内に、ほんの二、三の言葉以外はすべて理解できなくなった。残った言葉もほとんど役に立たないことがわかった。なぜなら、考えを伝えるために必要な統合方法を思い出せなかったからだ。……私から言葉を奪った健忘症のせいで、耳に入ってくる音をすぐに理解してその意味をつかむことができなかったので、他人の考えを理解できなくなっていた。……心のなかでは私はいままでと変わらなかった。今述べたこの精神的孤立、私の悲しみ、私の言語障害とそのために生じる愚かな様子のせいで、多くの人々が私の知的能力は衰えたと考えた。……自分のライフワークや愛する研究について、心のなかで論じたものだ。考えることには何の苦労もなかった。……事実、原理、教義、抽象的概念の記憶は、健康だったときと変わらなかった。……心のなかの働きに言葉は不要であることを認めざるをえなかった。

このように、患者によっては話すことがまったくできない、あるいは話を理解できなくても、知的能力――論理的・体系的に考え、計画を立て、思い出し、予測し、推測する力――が完全に保たれることもある。(2)

にもかかわらず、失語症は最悪の災難であり、人の日常生活だけでなく精神生活をも、実質的に終わらせるものだという印象が、世人の心に居すわっている――そしてしばしば医者の心にも。そのようなことを、パットの娘のダナとラリは告げられた。多少は改善が見られるかもしれないが、パットは今後の人生をあきらめなくてはならないだろう、と言われたのだ。パーティーも、おしゃべりも、画廊もなくなる。パットの人生の本質となっていたものはすべてなくなり、養護施設の患者として限られた人生を送ることになるのだ。

失語症患者は他人との会話やコンタクトを自分から始められないので、慢性期病院や養護施設で特別な危機に直面する。さまざまな治療は受けるかもしれないが、きわめて重要な社会的側面が生活から欠落しているので、仲間外れにされて孤立していると強く感じることが多い。それでも、言葉を必要としない活動は――トランプ、買い物、映画、芝居、ダンス、スポーツなど――たくさんあり、そういう活動を利用して、失語症患者を身近な活動や人づきあいのできる世界に引き寄せたり、誘い込んだりすることができる。このようなことに「社会復帰」という退屈な用語が使われることがあるが、本当のところ患者は（ディケンズに言わせれば）「生き返る」のだ。

パットの娘たちは、母親を世間に連れ戻すために、彼女に課された制約が許すかぎり精いっぱい充実した人生を取り戻させるために、できることはすべてやると決意した。「母に自分で食べる方法を、生きる方法を教え直してくれる看護師を雇いました」とラリは言った。「母は腹を立て、看護師をぶつこともありましたが、看護師は決してあきらめませんでした。ダナと私はずっとそばにいました。母を外に連れ出し、車いすで私のアパートまで連れて行きました。……レストランに行ったり、食べ物を差し入れたり、髪を整えてあげたり、爪にマニキュアをしたり、……とことんやりました」

そしてパットは、手術を受けた救急病院からリハビリ施設に移された。半年後、とうとうブロンクスにあるベス・エイブラハム病院に移り、そこで初めて私と出会ったのだ。

ベス・エイブラハム病院は一九一九年の開院時、ベス・エイブラハム不治ホームと呼ばれており、その悲観的な名称がようやく変わったのは一九六〇年代になってのことだ。ベス・エイブラハムは、もともと嗜眠性脳炎の流行初期に発病した人々を収容していた（私が着任したとき、入院歴四〇年以上の人もいた）が、長年のあいだに拡張され、パーキンソン病、認知症、発話障害、多発性硬化症、脳卒中（そして増えつつあるのが、銃創や自動車事故による脊髄または脳の損傷）など、あらゆる慢性疾患患者を助けるための積極的なリハビリプログラムを実施する、五〇〇床の病院になった。

慢性疾患のための病院を訪ねる人は、何百人という「不治の」患者にたいてい震え上がる。患者の多くは麻痺があったり、目が見えなかったり、口がきけなかったりする。人はたいてい、まずこう考える――こんな状況で生きる価値があるのだろうか？　この人たちはどんな生活を送れるのだろうか？　障害を負ってこのようなホームに入ることになると言われたら、人はどう反応するのだろうかと、不安な気持ちになる。

しかしそのあと、別の観点から考えるようになるかもしれない。たとえ大部分の患者にとって有望な治療法がなくても、あるいは限定的な改善しか望めなくても、もてる力を活用し、さまざまな代償や順応を見つけ出すことで、多くの患者が生活を立て直したり、今までとは違う物事の進め方を考え出したりするのを、手助けすることができるのだ（これはもちろん、神経損傷の程度と種類によるし、患者個人が内外に蓄えている力にもよる）。

初めて目にする慢性期病院が訪問者にとって耐えがたいなら、新しい入院患者にとってはぞっとするものだろう。恐怖に悲しみ、恨み、あるいは怒りがないまぜになった反応を示す人が多い（それが本格的な「入院精神病」を引き起こすこともある）。一九九一年一〇月にベス・エイブラハムに入院して間もないパットを、私が初めて診たとき、彼女は憤り、苦悩し、いらだっているのがわかった。まだ病院のスタッフも配置もわかっていなくて、堅苦しい組織の規則を押しつけられていると感じていた。身ぶりで――理解できるとは限らなくても、とにかく一生懸命に――意思を伝えることはできたが、はっきり話すことは相変わらずできない（スタッフによると、怒ったときに「何よ！」とか「出てって！」と叫ぶことはあったが）。人に言われていることをかなり理解しているように見えたが、言葉よりも声音や表情や身ぶりに反応していることが検査で明らかになった。

私が診察室で検査したとき、「鼻を触ってください」と言っても書いても、パットは反応できなかった。数を順番に数える（「一、二、三、四、五……」）ことはできたが、数字一つひとつを言うことも、逆さに数えることもできない。右半身は依然として完全に麻痺している。私が報告書に書いた彼女の神経学的状況は「悪い。言語機能の回復はあまり望めないと思うが、理学療法と作業療法のほかに徹底した言語療法も確実に試すべきである」。

パットはしきりに話したがったが、一つの言葉を口に出そうと懸命に努力したあげく、それが間違った単語だったり、理解不能だったりして、たえずいらだっていた。訂正しようとするのだが、理解してもらおうと努力するたびに、かえってわかりにくくなることが多かった。自分の言語力は二度と戻らないかもしれないと思えてきたのだろう。次第に黙りこくるようになっていった。多くの失語症患者と同じように、彼女にとっても、このようにコミュニケーションが取れないことのほうが、半身不随よりはるかに耐えがたいことだった。脳卒中から一年、言葉を奪われた彼女がぼんやりした静寂に包まれ、打ちひしがれた寂しげな表情を浮かべて、廊下や患者用の談話室でぽつねんとすわっているのを見かけることがあった。

しかし一年後、パットはずっと良くなっていた。言葉と同じ程度に身ぶりと表情で、他人を理解するコツをつかんでいた。自分の考えや感情を、言葉ではなく流暢な身ぶり手ぶりで示すことができる。たとえば、二枚のチケットをひらひらさせて、友だちも行ける場合は、その場合に限って、映画に行くつもりだということを示す。以前より腹を立てることが少なくなり、もっと社交的になり、自分の周囲で起こっていることをすべてよくわかるようになっていた。

これは社交性の著しい改善――彼女のコミュニケーション能力の改善――を表わしていたが、それがどれだけ実際の神経学的改善によるものなのか、私にはよくわからなかった。失語症患者の友人や親族は、神経が実際より回復していると考えがちである。なぜなら失語症患者の多くは、代償として言語以外の能力やスキルを著しく高める傾向があるからだ。とくに、他人の意図や言葉の意味を、ふつう人が話すときに見せる身ぶりや姿勢、しぐさだけでなく、顔の表情、声の抑揚、声音から読み取る能力が向上する。

そのような代償作用は、失語症患者に驚くような力を与える場合がある——とくに、演技によるごまかし、あいまいな表現、あるいはうそを、見抜く能力が高まる。私はこのことを一九八五年に記述している。[3] 失語症患者のグループが大統領の演説をテレビで観ているところを観察していたときの話だ。さらに、マサチューセッツ総合病院のナンシー・エトコフが同僚とともに、二〇〇〇年に『ネイチャー』誌で発表した研究は、失語症を抱える人たちは実際、「気持ちについてのうそを見破るのが言語障害のない人よりかなりうまい」ことを示している。彼女らの意見では、そのようなスキルを身につけるのには時間がかかるようで、失語症になって二、三カ月しかたっていない患者には見られなかった。このことはパットにも当てはまっていたようで、最初は人の感情や意図をうまくとらえることができなかったが、数年間で格段にうまくなった。失語症患者が非言語コミュニケーションをとてもよく理解できるようになるのなら、同じ方法で自分の考えを伝えることも上達する可能性がある。そしてパットは、自分の考えと意図を身ぶりで意識的かつ自発的に（そしてしばしば創意工夫して）表現する方向に進み始めていた。

とはいっても、本当の言語にある文法や構文をもたない身ぶり手ぶりは、一般に失語症でも失われないが、決して十分ではなく、複雑な意味や主張を伝える能力は限られている（耳の不自由な人が使う本物の手話とは違う）。そのような限界にパットはよく憤慨したが、言語療法士のジャネット・ウィルケンズが、パットは文を読むことはできないが個々の単語を認識できる（それどころか彼女の語彙はとても広い）ことに気づいたとき、決定的な変化が起こった。回復し始めの失語症患者にジャネットが同じことを感じたケースがほかにもあって、彼女はそのような患者のために用語集のようなもの、つまり単語を物、人、出来事、そして気分や感情といったカテゴリーに分類した本を考案していた。

そのような用語集は、ジャネットが患者と個室で一対一の診療をするときにはたいてい役立つが、たいていの失語症患者はなかなか他人に近づけない――たぶん内気すぎるか、落ち込みすぎているか、あるいはほかの病状による障害が重すぎるので、他人と接触をすることができないのかもしれない(4)。しかし、これらの条件はどれもパットには当てはまらない。彼女は生まれてからずっと社交的で人づきあいがよかった。彼女はいつもその用語集を膝の上か車いすの脇に置いて、左手で素早くめくって必要な単語を見つけられるようにしていた。そして大胆に誰かに近づき、用語集の適切なページを開いて相手に見せ、自分が話したいテーマを指さした。

パットの生活は、娘たちが彼女の「バイブル」と呼んだその本のおかげで、あらゆる方面に広がった。間もなく彼女は会話を自分の好きな方向に導くことができるようになり、自分の言いたいことは身ぶり手ぶりで示した。ただし右半身は依然として完全に麻痺していたので、おもに左腕でやらなくてはならなかった。それでも、身ぶり手ぶりを本のなかの言葉と組み合わせれば、必要なものや考えていることを、驚くほど十分に正確に表現することができた。

普通のコミュニケーションができないにもかかわらず、彼女は病院のなかで親睦の輪の中心人物になっていた。彼女の部屋が談話室になり、ほかの患者がしょっちゅう立ち寄る。娘たちが言うには、パットは「一日に一〇〇回も」電話をかけてくる。ただし会話では彼女のほうはすべて受身で、「はい」(キスで「はい」を伝える)か「いいえ」か「オーケー」か、あるいは賛意や楽しさや反対を音で表現して答えられる、単純な質問を待っている。

脳卒中から五年後の一九九六年には、パットの受容性失語症は軽くなり、少し話を理解できるようになったが、自分の言いたいことを言葉で表現することはまだできなかった。「いらっしゃい!」とか「オーケー!」のような決まり文句はいくつか出てきたが、よく知っている物の名前を言うことや、文を表現することはできない。彼女は左手で再び絵を描き始め、ドミノゲームに熱中した――言語以外の表現システムは損なわれていなかったのだ(かなり前から、失語症が音楽能力や視覚想像力、または機械を操る才能を侵すとは限らないことがわかっていて、シェフィールド大学のニコライ・クレッシンガーらは、文法にかなった言語を理解したり発したりすることができない患者でも、数の推理や数学的構成力はまったく無傷の場合があることを示した)。

脳卒中や脳損傷のあと一年から一年半たつと、それ以上の回復は不可能だとよく言われる。そのとおりの場合もあるかもしれないが、私はこの一般論が当てはまらない患者を何人も見たことがある。そしてこの二、三〇年で、脳がもつ修復と再生の能力はかつて考えられていたより高いことが、神経科学によって立証されている。損傷があまりに広範におよんでいなければ、「可塑性」、つまり損傷を受けていない脳の部位が損傷を受けた部位の機能の一部を肩代わりする能力も、考えられていたよりはるかに高い。さらに個人のレベルでは順応の力もある。すなわち、本来の方法が利用できなくなったとき、新しい方法やほかの方法を見つけるのだ。脳卒中から五年が過ぎても、パットは引き続き、ごく限られているとはいえ言語を理解する受容能力の向上を見せていた。

しかし、パットは二言、三言発することができるし、話されるものも書かれているものも、個々の単語を理解することはできたが、それでも基本的に系統的な言語は失っていて、自分にも他人にも「命題化」ができないようだった。哲学者のウィトゲンシュタインは、コミュニケーションと表現の二つの手法、「語る」と「示す」を区別した。「語る」は命題化という意味では断定的で、断言する内容と論理的・統語的構造との密接な結合が必要である。「示す」は断定的ではなく、情報を象徴的でない方法で直接伝えるが、ウィトゲンシュタインも認めざるをえなかったように、根本的な文法や統語構造がない（ウィトゲンシュタインの『論考』が出版された二、三年後、彼の友人のピエロ・スラッファは身ぶりをし、指を鳴らして、「今の表現の論理構造は何だい？」と言った。ウィトゲンシュタインは答えられなかった）。

ノーム・チョムスキーが言語研究に革命をもたらしたように、スティーヴン・コスリンは心象の研究に革命をもたらし、ウィトゲンシュタインが「語る」と「示す」と書いたところを、コスリンは表象の「説明」モードと「描写」モードと言っている。二つのモードはどちらも正常な脳なら使えるもので、しかも相補的なので、人はどちらかのモードを使うときもあるが、両方を一緒に使うことが多い。パットは命題化の力、断言する能力、説明する能力をほとんど失っていて、回復する可能性はほとんど見えなかった。しかし描写する力は脳卒中を免れ、言語を失ったためにかえって著しく高まった。人の身ぶりや表情を読み取る力と、自分自身を身ぶり手ぶりで表現する妙技は、彼女の描写力の二つの側面――受容と表出――だったのだ。

パットは七人きょうだいの末っ子だ。大勢の家族が彼女の人生においてつねに中心的な役割を果たしていたが、一九九三年にラリの娘のアレクサ、つまりパットの初孫が生まれると、家族の範囲はさらに広がった。ラリによると、アレクサは「ベス・エイブラハムに生まれた」のだという。彼女はしょっちゅう祖母を見舞い、パットはいつも特別なおもちゃやお菓子を用意していた（「母がどうやってそういうものを用意したのかわかりません」とラリは驚いていた）。パットはよくアレクサに、歩くことができない別室の友だちにクラッカーを届けるように頼んだものだった。アレクサも、その弟のディーンと妹のイヴも、パットが大好きで、彼女を訪ねることができないときは、よく電話をかけたがった。子どもたちはおばあちゃんと非常に活発なごく「普通の」関係を築いていて、みんなその関係を大切にしていると、ラリは感じていた。

パットのバイブルのなかには、気持ちを表わす言葉を並べたページがあった（彼女はそれを言語療法士のジャネットが用意した単語リストから選び出した)。一九九八年には、おもにどういう気分かと訊かれて、彼女は「幸せ」を指さした。気持ちのページには「腹立たしい」「怖い」「うんざり」「さえない」「さびしい」「悲しい」「退屈」といった形容詞もあった——どれも前年まで彼女が指さしたことのある言葉だ。

一九九九年、私が今日は何日かと訊くと、彼女は「七月二八日水曜日」と指さした——たぶんそんな簡単な質問をされたからだろう、少しむっとして。彼女はその数カ月でミュージカルに六回、画廊に二回ほど行ったこと、そして夏になったので週末にはロングアイランドのラリを訪ねて、何よりも水泳をするつもりだということを、バイブルを使って示した。「水泳?」と信じられない思いで私は尋ねた。はい、とパットが指さす。右半身が麻痺していても、横泳ぎはできるというのだ。そして、若いころは遠泳が得意だったと示す。数カ月後にラリが生まれたばかりの赤ん坊を養子に迎えることを思うと、どんなにわくわくするかも語った。脳卒中から八年たっていたそのときの診察で私がとくに驚いたのは、パットの日々の経験が充実して豊かであること、そして壊滅的な脳損傷と考えられるような状況に直面しているのに、彼女が貪欲に人生を愛していることだった。

二〇〇〇年、パットが孫の写真を見せてくれた。前日、独立記念日を祝うために孫のもとを訪れ、みんなで大型帆船や花火をテレビで観たのだそうだ。彼女はしきりに、ウィリアムズ姉妹がテニスをしている写真の載った新聞を見せたがった。パットによると、テニスはスキーや乗馬や水泳とともに、彼女の大好きなスポーツだったという。さらに、爪の手入れとマニキュアをしてもらったことを苦労して教えてくれて、病院のパティオに日光浴をしに行くときは、日よけ帽をかぶってサングラスをかけた。

二〇〇二年、パットはわずかながら言葉を話せるようになっていた。〈ハッピーバースデー〉や〈二人乗りの自転車〉のようなよく知っている歌を、ベス・エイブラハムの音楽療法士であるコニー・トメイノと一緒に歌って、できるようになったことだ。パットは曲の気持ちや歌詞の一部を理解できた。そのあと数分間、彼女の声が「解放」され、歌を歌うかたちで言葉をいくつか言うことができたのだ。言語力をうまく使えるように、彼女はよく知っている歌のカセットを入れたテープレコーダーを持ち歩くようになった。〈何ていい朝〉を流したあとに「おはよう、サックス先生」と、「おはよう」をリズミカルに強調して言ってみせた。

音楽療法がきわめて有益な表出性失語症患者もいる。彼らは曲に合わせて言葉で歌えることがわかると、言語が完全に失われたのではなく、自分のなかのどこかにある言葉を取り出せるのだと安心する。そうなると問題は、歌唱に埋め込まれた言語能力を、音楽から取り出してコミュニケーションに使えるかどうかである。言葉を即興の歌のようなものにはめ込み直すことで、ある程度できる場合もある。(5) しかしパットの関心はそこにはなかった――彼女は自分の本当の妙技は模倣の力、身ぶりの理解と活用にあるのだと感じていたのだ。彼女はそのスキルと直観を天才的なレベルまで積み上げていた。

模倣、すなわち身ぶりと動きによって場面、考え、気持ち、意図などを故意に意識的に表わすことは、言語と（おそらく音楽も）同じように人間特有の偉業のようだ。まねができるサルにも、意識的に故意に模倣表現をする能力はほとんどない（心理学者のマーリン・ドナルドは『現代の心の起源（*Origins of the Modern Mind*）』のなかで、「模倣文化」は人間の進化において類人猿の「偶発的」文化と現代人の「理論的」文化のあいだに入るきわめて重要な中間段階だったかもしれないと述べている）。模倣には言語よりはるかに大きく活発な脳内表現があり、だからこそ、言語を失った患者にも残されることが多いのかもしれない。これが残されることで、とくに磨きをかけられ高められ、パットの場合のように用語集と組み合わされれば、とても豊かなコミュニケーションが可能になることもある。

パットはつねにコミュニケーションが大好きで（「母は四六時中おしゃべりしている女でした」とダナも言っている）、そのおしゃべりができない欲求不満が、病院に来た当初は絶望と怒りを生んだが、ジャネットのおかげでやる気になったあとは、コミュニケーションへの強い意欲と成功につながった。

パットの娘たちは彼女の回復力に驚嘆することもあった。「以前はふさぎ込んでいたことを考えると、どうして落ち込まないのでしょう？　どうしてこんなふうに生きられるのかと、最初は思いました。……手首を切るかと思っていました」とダナは言っている。ダナの話によると、パットはよく身ぶりで「いったいぜんたい何があったの？　これはどういうこと？　私はなぜこの部屋にいるのかしら？」と言っているように見えることがあったという。まるで脳卒中の生々しい恐怖がまた襲ってきたかのようだった。しかし彼女は、たとえ半身が麻痺したままでも、自分はある意味でとても幸運だったのだと気づいた。脳の損傷はひどくても、知力や人格がだめにならなかったことは幸運だった。娘たちが彼女を積極的に活動させるよう必死に努力し、特別な補助器具やセラピストを利用する余裕があったのも幸運だった。きめ細かく綿密に彼女を観察してくれる言語療法士に出会い、個人的にとても元気づけてくれて、とても重要でとても役に立つツールである「バイブル」を与えてくれたことも幸運だった。

パットは相変わらず積極的で、世の中と関わっていた。ダナが言うには、彼女は家族の、そして病院のフロアの「アイドル」だ。人を惹きつける力は失っていなかったし（ダナいわく「サックス先生も母のとりこですよね」）、左手で少し絵を描くこともできる。生きていること、そしてできる限りのことをする力があることに感謝していて、ダナの考えでは、だからこそ彼女はとても上機嫌で意欲的なのだ。

ラリも同じような意見を述べていた。「ネガティブなものが一掃された感じです。前よりずっと落ち着いていて、自分の生活や才能に感謝しています……それからほかの人たちにも。自分が恵まれているとわかっていて、そのおかげで、自分より身体的障害は軽いかもしれないけれど、『適応』や『幸運』や『幸福』がはるかに少ないほかの患者さんに対して、親切で思いやりのある人になっています。彼女は自分が幸せ者なのだと実感しているんです」

一一月のあるさわやかな土曜の午後、私はパットとダナに同行して、パットの大好きな活動の一つ、病院近くのアラートン通りでのショッピングに出かけた。パットの部屋――植物と絵画と写真とポスターと芝居のプログラムがあふれ返っていた――に着いたとき、彼女はすでにお気に入りの上着を来て私たちを待っていた。

週末の午後で活気にあふれるアラートン通りを行くと、店員の半分がパットと顔見知りなのがわかった。車いすで通りかかる彼女に「やあ、パット!」と声をかけるのだ。ニンジンジュースを買う健康食品の店にいた若い女性に彼女が手を振ると、「あら、パット!」という声が返ってくる。クリーニング店の韓国人女性に手を振ってキスを送ると、キスが投げ返されてくる。その女性の姉はかつて果物屋で働いていたのだと、パットの身ぶりでわかった。私たちが入った靴店で、パットが欲しいものははっきりしていた。来るべき冬に備えて、毛皮で内張りされたブーツだ。「ファスナー留め? それともマジックテープ?」。ダナが訊いた。パットはどちらがいいとも表明しなかったが、自分で車いすをブーツのディスプレイの前に移動させ、きっぱりと欲しいブーツを指さした。「でも、それは靴ひもよ!」とダナが言う。パットはほほ笑み、肩をすくめた。「だから何だって言うの! 誰かが結んでくれるわ」という意味だ。彼女はおしゃれ心をなくしていない――ブーツは暖かいだけでなく、エレガントでなくてはならないのだ(「マジックテープなんて、まさか!」と彼女の表情が言っていた)。「サイズは? 九かしら?」とダナが訊いた。いいえ、とパットは指を二つに折るしぐさをする——八・五だ。

私たちはスーパーマーケットに立ち寄った。彼女はそこでいつも、自分や病院の人たちのために、ちょっとしたものを買う。パットはすべての通路を知っていて、さっさと商品を選んだ。自分のために熟れたマンゴーを二個、大きなバナナの房（大部分は人にあげるのだと身ぶりで示した）、小さいドーナッツを数個、そしてレジの脇のキャンディー三袋（パットの身ぶりによると、病院の自分のフロアで用務員をしている人の子どものため）。

買ったものをいっぱい抱えて移動しているとき、ダナが私にその日はどこにいたのかと訊いた。私はニューヨーク植物園でシダ協会のミーティングに出席していたのだと答え、「植物好きなんですよ」と付け加えた。それを聞いていたパットは大きな身ぶりを示し、自分を指さした。「先生と私、二人とも植物好きですね」という意味だ。

「脳卒中以降、何も変わっていません」とダナが言った。「母の愛情と情熱は昔のままです。……ただ一つ——」と笑顔でこう付け加えた。「首が痛むようになっただけ！」。パットは笑って同意した。

私たちはコーヒーショップに寄った。パットはすんなりメニューを決めて、ソテーしたポテトではなくフライドポテトと、全粒パンのトーストが欲しいと示した。食事のあと、パットは念入りに口紅を塗った（「見栄っぱりなんだから！」とダナは感心した）。ダナは母親をクルーズに連れていけるかどうか考えていた。私が巨大なクルーズ船がキュラソー島を往来するのを見たことがあると話すと、パットは興味を示し、そういう船がニューヨークから出ているかどうか、バイブルを使って質問した。私が自分のノートに船の絵を描こうとしていると、パットは笑って、それよりずっと上手に左手で描いてみせた。

（注1）マクドナルド・クリッチュリーは、サミュエル・ジョンソン博士が七三歳で脳卒中に襲われたとき、話す能力をすべて失った経緯を記述している。「真夜中、彼は目が覚めたとたん、脳卒中に襲われたと悟った」。正気を失っていないと自分に言い聞かせるために、ジョンソンはラテン語の祈りを心のなかで唱えたが、それを声に出して言えないことに気づいた。あくる一七八三年六月一七日の朝、彼は隣人あての短い手紙を書くことができて、それを使用人に渡した。

拝啓、全能の神が今朝、私から話す力を奪われました。すぐに私の五感も奪われるかもしれませんので、この手紙を受け取ったらすぐ、わが家にいらして助けていただけないでしょうか。緊急を要する症状かもしれませんので。

ジョンソンはそれから数週間、いつものように意味深長で大げさな表現を使って手紙を書き続けたが、そのうちゆっくり話す能力を回復した。しかしいつになく書き間違いをすることもあった。単語を抜かしたり、間違った言葉を書いたりして、そのあと読み直したときに間違いを訂正した。

（注2）著名な歴史家のジョン・ヘール卿の場合がまさにそれである。彼は脳卒中で表出性失語症に陥った。妻のシェイラ・ヘールは著書『言葉をなくした男（*The Man Who Lost His Language*）』のなかで、夫の失語症を生き生きと感動的に描いている。当初は悲惨な状態だったが、専門家の力と継続的な治療のおかげもあって、回復不能なほど失われたように思えたものの多くを、何年もたってから取り戻せた様子が記されている。さらに、医療のプロでさえも失語症患者を「不治」として片づけたり、知性が表われていても愚か者扱いしたりする場合があることを明らかにしている。

（注3）『妻を帽子とまちがえた男』のなかの「大統領の演説」を参照されたい。

（注4）ジャネットの並はずれた治療力は、彼女自身が（一八歳のときに自動車事故で首の骨を折って）四肢麻痺であるにもかかわらず、きわめて充実した生活を送っていて、他者に深い関心を抱いているという事実に伴うものなのかもしれない。ある意味で自分よりも障害が重いセラピストの不屈の精神と立ち直る力を見て、ジャネットの患者は彼女のために、そして自分自身のために、もっと努力しようという気持ちになった。

（注5）失語症の音楽療法については『音楽嗜好症』に詳しく書いている。

文士

二〇〇二年一月、探偵ベニー・クーパーマン・シリーズで知られるカナダの作家、ハワード・エンゲルから奇妙な問題についての手紙をもらった。手紙によると、数カ月前のある朝、彼は元気に起床した。着替えて朝食をつくったあと、新聞を取りに玄関に出た。ところが玄関先に放られていた新聞が、不可解な変化を起こしたように見えたのだという。

二〇〇一年七月三一日の《グローブ・アンド・メール》紙は、割り付けも写真も、雑多なヘッドラインも小見出しも、いつもと同じに見えました。ただ一つの違いは、それが何を言っているのか、私には読み取れなかったことです。私にわかるのは、子どもの頃から知っている二六のアルファベットです。ところが目を凝らすと、キリル文字に見えたかと思うと、次の瞬間にはハングル文字に見えるのです。これは《グローブ》紙が輸出用につくったセルボ・クロアチア語版なのだろうか？　……誰かの悪ふざけなのか？　そんなことができる友だちがいるのです。……こんなばかな真似をしてくれたやつらをどうしてくれようと考えました。それから、別の可能性を考えたのです。内側のページを見て、一面と同じようにおかしな具合に見えるかどうか調べました。求人広告とマンガをチェックしたところ、それも読めなくて……。

猛烈な勢いでパニックに襲われてもおかしくありません。ところがそうではなく、ふだんどおりまあまあ落ち着いていました。「これが誰かのジョークでないなら、つまり、脳卒中に見舞われたってことだな」

そう気づいたのと同時に、彼は数年前に読んだ私の診療例「色盲の画家」を思い出した。[1]とくに、私の患者のI氏が頭をけがしたあと、警察の事故報告を読めないことに気づいた話がよみがえった――いろんな大きさや字体の活字が見えるのに、その意味を理解することができず、「ギリシャ語かヘブライ語のように」見えると言ったのだ。さらに、I氏の読字不能、すなわち失読症は五日間続いたあと、消えたことも思い出した。

何もかもが突然正常に戻らないか確かめるために、ハワードはページをめくって自分で検査を続けた。それから書斎に行ってみた。ひょっとすると「新聞より本のほうがいいのかもしれない」と考えたのだ。部屋は普通に見えるし、時計は読めることがわかったが、本は――英語だけでなくフランス語とドイツ語のものもあったが――すべて理解不能で、同じ「東洋風」の文字ばかりに見えた。

ハワードは息子を起こし、一緒にタクシーで病院に向かった。途中、「知らない場所で見慣れた標識」が見えたが、走っている通りの名前を読むことはできなかったし、病院に着いて「救急外来」という言葉も読めなかった――扉の上にある救急車の絵はすぐにわかったのに。ハワードは一連の検査を受け、彼自身がうすうす気づいていたことが確認された。つまり、実際に脳卒中を起こしていて、脳の左側にある視覚野の一部が損なわれていると告げられたのだ。あとで思い出してみると、入院のための面談で彼はいくぶん混乱していた。「息子との正確な関係を言えませんでした。……自分の名前、年齢、住所など、いろんなことを忘れていました」

ハワードはそれから一週間、トロントのマウントサイナイ病院の神経科病棟で過ごした。そのあいだに、失読のほかにも視覚に問題があることがわかった。視野の右上部に大きな盲点があり、さらに色、顔、そして身の回りの物を識別できなかったのだ。この障害は現われたり消えたりして、彼は次のように書いている。

リンゴやオレンジのようなありふれたものが、突然、エキゾチックなアジアの果物のような見慣れない奇妙なものに見えます。ランブータンのように。自分が手にしているのがオレンジなのか、グレープフルーツなのか、トマトなのか、リンゴなのか、わからなくて自分でも驚きました。たいてい、匂いをかいだり果汁を搾ったりすれば、区別ができました。

以前はちゃんと知っていたことをよく忘れるので、「首相や『ハムレット』の作者の名前を忘れはしないかと心配で」、会話をためらうようになった。

それでも、看護師に言われて気づいたのだが、驚いたことに、読むことができなくても書くことはできた。医学用語で「純粋失読症」というのだと看護師に言われたが、ハワードには信じられなかった。読みと書きはひと組のはずなのに、片方ができなくなってもう片方は今までどおりできるなどということがあるのだろうか？[2] 看護師にサインをしてみるよう勧められて、彼はためらったが、いったん始めるとペンがひとりでに動くように思え、サインのあとに二つ三つ文を続けた。彼にとって書く行為は、歩いたり話したりするのと同じく、自然と無意識にできる、ごく当たり前のことのようだった。看護師は彼が書いたものを何の問題もなく読んだが、彼自身は一語も読むことができない。彼の目には新聞で見たのと同じ、理解不能の「セルボ・クロアチア語」だった。

私たちは、読むというのは一つにまとまった不可分の行為だと考えていて、読むときには書かれた言葉の意味と、場合によっては文字の美しさに関心を向け、その行為を可能にしているさまざまなプロセスは意識しない。ハワード・エンゲルのような状況に遭遇してはじめて、読むことは実は層や流れをつくるたくさんのプロセスに依存していて、それがいつ崩壊してもおかしくないことに気づく。

一八九〇年、ドイツの神経学者ハインリヒ・リサウアーは、脳卒中後に患者がよく知っている物を視覚で認識できなくなることを表わすのに、「精神盲」という用語を使った(3)。この症状、すなわち視覚失認症がある人は、視力、色覚、視野などは完璧でも、見ている物を認識したり識別したりすることがまったくできない。

失読症は特殊なタイプの視覚失認症で、書かれた言語を認識できない。フランスの神経学者ポール・ブローカが一八六一年に、言語の「運動像」と呼んだものの中枢を特定し、数年後にドイツの神経学者カール・ウェルニッケが言語の「聴覚像」の中枢を特定していたので、一九世紀の神経学者にとって、脳には言語の視覚像のための部位――損なわれれば読むことができなくなる、すなわち「語盲」を引き起こす部位――もあるだろうと考えるのは当然に思えた(4)。

一八八七年、フランスの神経学者ジョゼフ＝ジュール・デジェリンが同僚の眼科医から、突然字が読めなくなった非常に聡明で教養のある男性を診てほしいと頼まれた。その眼科医エドマン・ランドールは、患者について簡潔かつ如実に叙述しており、デジェリンはこの患者に関する自分の論文に、そこから長い抜粋を載せている。

二人は、引退した実業家のオスカー・Cが、その年の一〇月、突然字が読めないと気づいたときのことを記述している（数日前から右脚がしばらくしびれることがあったが、とくに気にしていなかった）。C氏は字が読めなくても、周囲の人や物の認識にはまったく問題なかった。それでも目がおかしいに違いないと思って、ランドールに相談したのだ。ランドールは次のように書いている。

視力検査表を読むように言われて、Cはどの文字も読み方を言うことができない。しかし完璧に見えていると主張する。無意識に文字の形を手で描くが、それでも、その読み方を言うことはできない。見えるものを紙に書くように言われると、苦心して文字を一画ずつ書き写すことはできる。まるで、正確に描けていることをひと筆ごとに慎重に確認しながら図面を描いているかのようだ。それだけ努力しても、やはり文字の読み方を言うことはできない。Aを画架、Zをヘビ、Pをバックルにたとえる。自己表現できないことにおびえている。自分が読み方を言えない記号が文字であることがよくわかっているので、自分は「頭がおかしくなった」と思っている。(5)

ハワード・エンゲルと同じように、C氏は新聞の見出しも読むことができなかったが、それでもその体裁から自分がいつも読んでいる《ル・マタン》紙だとわかった。さらにハワードと同様、書くほうは完璧だった。

読むことはできないが、患者は……どんな題材を書き取らせても、すらすらと間違えずに書ける。しかし書いているフレーズの途中で邪魔が入ると……混乱して再開できない。さらに、間違えてもそれを見つけられない。……自分が書いたものを読み直すことができない。個々の文字も理解できない。認識するには……文字の輪郭を手でなぞらなくてはならない。したがって、筋肉の動きの感覚が文字の読み方を生じさせている……。

数字は比較的容易に認識するので、簡単な足し算はできる。しかしとても遅い。いくつかの数字の値を一度に認識できないので、数字をうまく読み取れない。112という数字を見せられると、「イチ、イチ、ニ」と言い、その数字を書いてはじめて「ヒャクジュウニ」と言う。[6]

ほかにも視覚に問題があった――右側にある物が薄暗く少しぼやけて見えるうえ、色がまったくついていない。C氏には特異な失読症に加えてこのような問題もあったので、ランドールは根本的な問題は目ではなく脳にあるのだと考え、自分の患者をデジェリンにゆだねたのだ。デジェリンはC氏の症状に強い関心を抱き、パリの自分の診療所で週に二回、診ることにした。一八九二年の画期的論文で、デジェリンは神経学的所見を簡潔に要約し、そのあともっとおおらかなスタイルで、患者の生活の概要を示した。

Cは日々、妻と一緒に長い時間散歩をする。歩行には何の問題もなく、毎日、モンマルトル大通りと凱旋門のあいだを徒歩で往復する。周囲で何が起きているかわかっていて、店の前で立ち止まったり、画廊で絵を見たりする。彼にとって、店内のポスターや貼り紙は相変わらず意味のない文字の羅列にすぎない。彼はよくそのことにいらだち、四年間もその症状が出ているにもかかわらず、今までどおり書けるのに読めないという認識を受け入れられていない。……辛抱強く練習し、懸命に努力していても、文字や書いた言葉の意味も楽譜の読み方も再学習していない。

にもかかわらず、とても歌が上手なC氏は耳から新しい音楽を学ぶことはできるので、妻とともに毎日午後、音楽の練習を続けていた。さらに、彼は相変わらずトランプゲームが好きで上手だった。「彼はトランプがとてもうまく、計算が得意で、前もって攻撃の準備をして、たいてい勝つ」（デジェリンはC氏がどうやってトランプを「読む」ことができるのかについてコメントしていないが、ハート、ダイヤ、スペード、クラブ、ジャック、クイーン、キングの図像を認識していた可能性は高い――ハワード・エンゲルが救急外来に到着したとき、救急車のアイコンを認識したように。もちろん、数字カードもパターンで認識できる）。

C氏が二回目の脳卒中のあと死亡すると、デジェリンは剖検を行ない、脳内に二カ所の損傷を見つけた。古いほうは左後頭葉の一部をだめにしていて、それがC氏の失読症を引き起こしたと推測され、もっと大きい最近の損傷のほうが、おそらく彼の死因になったと思われる。(7)

どんな場合も、剖検で脳の外見から推論するのは難しい。損傷部位は見つかるかもしれないが、脳のほかの部位とのさまざまなつながりがわかるとは限らないし、何が何を制御しているか特定できるとも限らない。デジェリンはこのことを十分自覚していたが、それでも、具体的な神経症状——失読症——と脳の特定部位の損傷の関係を示すことによって、彼が脳内の「文字視覚中枢」と呼ぶものを、原理的に明らかにしたと思っていた。

デジェリンによる読字に不可欠のこの部位の発見は、その後の一〇〇年のあいだに、原因を問わず数多くの失読症患者の同じような症例と剖検報告書によって、裏づけられることとなった。一九八〇年代までに、CTスキャンとMRIによって、剖検研究では（さまざまな二次性変化が実態をあいまいにするおそれがあるので）かなわない、生きた脳の直接的かつ正確な可視化が可能になった。この技術を使って、アントニオ・ダマシオとハンナ・ダマシオをはじめとする研究者たちは、デジェリンの発見を再び裏づけ、失読症患者の症状とごく特異な脳の損傷との相互関係を証明することができた。

数年後、機能的脳画像の開発によって、被検者がさまざまな課題を行なっているときの脳の活動をリアルタイムに可視化することが可能になった。一九八八年のスティーヴン・ピーターセンとマーカス・レイクルらによる先駆的なPETスキャン研究は、言葉を読む、聞く、声に出す、そして連想することによって活性化する脳のさまざまな領域を明らかにした。スタニスラス・ドゥアンヌは『脳を読む（*Reading in the Brain*）』にこう書いている。「史上初めて、生きている人間の脳の言語をつかさどる部位が撮像された」

心理学者で神経科学者でもあるドゥアンヌは、視覚、とくに言葉と文字と数字の認識および表象にかかわるプロセスの研究を専門としている。ドゥアンヌのチームは、ＰＥＴスキャンよりもはるかに迅速で感度が高い機能的ＭＲＩ技術を使って、いわゆる視覚性単語形状領野、もっと砕けた言い方で「脳のレターボックス」に、さらに的を絞ることができるようになった。

ドゥアンヌ（とローレン・コーヘンら）の研究は、視覚性単語形状領野がどうしてたった一つの書かれた単語で瞬時に活性化しうるのか、この最初の純粋に視覚的な活性化がその後、脳のほかの部位――とくに側頭葉と前頭葉――にどう広がるのかを明らかにした。

もちろん、読字は視覚性単語形状の認識で終わりではない――そこから始まると言ったほうが正しいだろう。文字言語は単語の音だけでなく意味も伝えるものであり、視覚性単語形状領野は脳の聴覚野や発話野だけでなく、知性と実行の領域、そして記憶と感情を補助する領域とも緊密なつながりがある。[8] 視覚性単語形状領野は、相互連絡する脳の複雑なネットワーク――人間の脳に特有と思われるネットワーク――における非常に重要な結節点なのだ。

多作の作家で乱読家でもあり、毎朝新聞を読み、毎週何冊もの本を読むことを習慣にしていたハワード・エンゲルは、消えそうにない失読症を抱えて、どうやって生きていこうかと悩んだ。道路標識や印刷ラベル、薬のビンからテレビにいたるまであらゆるものに記された使用説明など、文字にあふれた世界で普通に生活することは、失読症を抱える人にとっては日々続く闘いである。

しかしハワードにとってはとくに絶望的な状況だった。なにしろ生活もアイデンティティーもすべて（生計手段は言うまでもなく）、読み書きの能力に依存していたのだ。

読めなくても書くことができれば、一、二ページの短い手紙やメモには十分かもしれない。しかし彼に言わせれば、ほぼ、「右脚を切断しなくてはならないが、靴と靴下は捨てなくてもいいと言われているようなもの」だった。読むことができないのに、どうして前の仕事に戻る――つまり、計略と逆計に満ちた犯罪と捜査にまつわる緻密な小説を書き、作家がやらなくてはならない推敲や書き直しをやる――ことを望めよう？　ほかの人に読んでもらうか、あるいは、書いたものを読み込んでコンピューターが読み返すのを聞くことができる、高性能の新しいソフトウェアを手に入れなくてはならないだろう。どちらにしても、ページ上の単語を見る視覚的な読字から、基本的に聴覚で知覚することへ、根本的に変えることになる。読むことから聞くことへ、そしておそらく書くことから話すことへ、実質的に移行するのだ。これは望ましいことなのか、あるいは、そもそも可能なのか？

まさにこの疑問が、一〇年前に私の診察を求めてきた別の作家にも降りかかっていた。チャールズ・スクリブナー・ジュニアも文士であり、曾祖父が一八四〇年代に興した出版社を取り仕切っていた。六〇代のとき、彼は視覚性失読症にかかった――原因はおそらく脳の視覚野の変性過程だろう。ヘミングウェイなどの作品を出版してきた人間、読むことと書くことを中心に生活している人間にとって、これは致命的な問題だった。

書籍出版を生業とするスクリブナーには、最近一般に売り出されるようになったオーディオブックには賛成できない気持ちが若干あった。しかしそれでも彼は、自分の文筆業生活をすべて聴覚モードで再構築することに決めた。本人も驚いたことに、これは予想したほど難しくなかった。オーディオブックを聴くのが楽しく思えるようにさえなったのだ。

このような音声本が、自分の知的生活と気晴らしの読書の大部分を占めるようになるとは思いもしなかった。しかし今では、この方法で何百冊もの本を「読んだ」はずだ。子どものころ、記憶力はよかったが読むのは速くなかった。皮肉なことに、テープで本を読むようになって読むスピードがかつてないほど上がり、記憶力も相変わらず確かだ。公平に言って、私にとってこの読書方法を発見したことは、文学を楽しみ続けるための門を開く呪文のようなものだった。(9)

ハワードと同じようにスクリブナーも書く力は失っていなかったが、自分が書いたものを読めないことがあまりに苦痛だったので、それまで試したことのなかった口述に変えることにした。幸い、これもうまくいった——とてもうまくいったので、彼は八〇以上もの新聞コラムと編集者人生についての回想録二冊を書き上げることができた。「ひょっとすると、これも技術に磨きをかける障害者の事例かもしれない」と書いている。親しい友人と家族以外は、彼がこれほどのことを、まったく新たなやり方に切り替えることでなし遂げたとは気づいていないようだ。ハワードも、聴覚モードで「読んだり」書いたりするほうに向かうと予想する人もいるかもしれないが、彼の進路はまったく違った。

マウントサイナイ病院で一週間過ごしたあと、ハワードはリハビリ病院に移り、そこでほぼ三カ月かけて、自分に何ができて何ができないかを調べた。そして、新聞や見舞い状を読もうとするとき以外は、自分の失読症を忘れられることに気づいた。

空は青く、太陽は病院の窓に射し込んでいます。世界は突然見知らぬものになったわけではありません。失読症が存在するのは、私が本のことばかり考えるときだけです。活字がそれを呼び起こし、「そうだ、問題があるのだ」と思い出させるのです。そのため、とにかく読むことを避けたいという思いに駆られました。

しかし彼はすぐに、読書家で文筆家である自分には、それは受け入れられないと気づく。オーディオブックが功を奏する人もいるかもしれないが、彼は違った。依然として個々の文字を認識することさえできなかったが、彼は再び読むことを決意した。

脳卒中から二カ月後、まだリハビリ病院に入院しているとき、ハワードはずっと場所を認識できなかった。病院内で一日に三、四回迷子になり、自分の部屋を見つけられなかったが、最終的に「エレベーターからまっすぐ続く廊下に光が射し込む様子で」自分の部屋があるフロアを認識することを覚えて、ようやくわかるようになった。物の失認症も続き、三カ月後に自宅に戻ってからも、「ツナ缶を食器洗い機にしまったり、鉛筆立てを冷凍庫に入れたりしていた」と認めている。

しかし読字については、改善の兆しがいくらかあった。「単語が知らないアルファベットで書かれているように見えることはなくなりました。文字そのものは、脳卒中直後に思ったセルボ・クロアチア語ではなく、普通の英字に見えます」

失読症には二種類あり、深刻なほうは個々の文字さえも認識できないが、軽いほうは文字の認識はできるが一字ずつだけで、単語として同時には認識できない。ハワードはこの時点で、軽いほうに移っていたようだ――その原因は、脳卒中で侵された組織の一部が回復したか、または脳が別の経路を使う（または、ひょっとするとつくる）ようになったことにあるかもしれない(10)。

このように神経学的な改善が見られたおかげで、彼はセラピストと一緒に、読むための新たな方法を探ることができた。どうにかして通りや店の名前、あるいは新聞の見出しを判読しようと、単語を一字一字ゆっくり苦労して解いていく。彼の話によるとよく知っている単語なのに――

自分の名前も含めて、見慣れない活字の塊なので、ゆっくり発音する必要があります。記事や論評のなかで一つの名前が繰り返し出てくるたびに、最初に出てきたときと同じように知らない名前に思えるのです。

それでも彼はやり続けた。

ゆっくり苦労しないと読めなくても――それが時にたまらなくいらだたしくても――私はやはり読書家でした。脳が壊されても、違う自分にはなれません。私は読むべくしてつくられているのです。自分の心臓を止められないのと同じように読むことは止められません。……シェークスピアなどから切り離されると考えると力がなくなります。私の人生は目に入るものすべてを読むことの上に成り立っていました。

訓練のおかげでハワードは多少楽に読めるようになったが、一つの単語を理解するのに数秒かかることもあった。「CAT、TABLE、HIPPOPOTAMUSのように長さの違う単語は、私の頭のなかで処理されるスピードが違うのです。文字が追加されるごとに、持ち上げようとしている荷物の重さが増す感じです」。ページに目を通して普通の意味で読むことはいまだに不可能で、「その全プロセスが信じられないくらいの重労働です」と書いている。それでも、一つの単語を見たとき、二つの文字が突然飛び出してきて、認識できることがあった。たとえば、編集者の名前の途中にあるＢＩが、その前後はやはり理解不能なのに、認識できるのだ。そのような「分解」は、もともと子どものころに読むことを覚えたときのやり方なのではないだろうか、と彼は考えた。ひょっとすると私たちはみな、単語や文を全体として知覚するようになる前に、そうやって読むことを覚えるのかもしれない（単語の構築と読解において、文字のペアやおそらく文字の集まりがとくに重要であり、読むことを初めて学ぶときであれ、脳卒中のあとに学び直すときであれ、単一の文字を見ることから、ペアやつながりで見ることへの自然な進歩があるようだ。ドゥアンヌらは、これに特化した特別な「連字」神経細胞が脳のなかにあるのかもしれないと提唱している）。

「特定の文字グループは実際によく知っている単語だと自分でわかります」とハワードからの手紙に書いてあった。「けれどもそのページをじっと見てから、ようやくわかるのです」

すらすら読めるようになるのは、いくつかの段階を踏む難しい課題であり、それができるようになるには、たいていの子どもは何年もの練習と教育を必要とする（独力で幼いときに読むことを覚える早熟な子どももわずかながらいるが）。ある意味で、ハワードは初めてＡＢＣを覚える子どものレベルに下がった。しかし生涯をとおして読む経験を積んできた彼は、広い語彙と文法の理解、そして文学的あるいは慣用的な英語を駆使する能力のおかげで、ほんの小さな手がかりから、単語ばかりか文も憶測したり推論したりできたので、自分の障害をある程度回避することもできたのだ。

どんな言語を読んでいても、下部側頭葉の同じ領域、すなわち視覚性単語形状領野が活性化する。ギリシャ語や英語のようにアルファベットを使う言語でも、中国語のように表意文字を使う言語でも、違いは比較的少ない[11]。このことは、デジェリンのような損傷の研究や脳画像の研究によって確認されている。さらにこの考えは「正の」障害、すなわち同じ領域の過活動によって生じる機能の過剰やゆがみによっても、裏づけられている。この意味での失読の反対は語や文の幻覚、すなわち幻字である。視経路（網膜から視覚野までのどこか）に障害がある人は、幻視を生じる傾向があり、ドミニク・フィッチェらの推定によると、このような患者で幻覚を感じる人の四分の一が「文章、単独の単語、個々の文字、数字、音符の幻覚」を見るという。そのような字句の幻覚は、フィッチェらが発見したように、左後頭側頭領域、とくに視覚性単語形状領野——損なわれると失読症を引き起こすのと同じ領域——の顕著な活性化と関係している。

したがって、検査対象が失読症の患者であれ、字句の幻覚を見る患者であれ、正常な被検者であれ、どんな言語を読んでいるにしろ、いやでも同じ結論に達する。読み書きできる人間はみな、優位脳半球——言語半球——に、文字と単語（そしておそらく数学や音楽のようなほかの種類の視覚表記法）の認識に利用できる潜在力をもった神経系が存在するのだ。

このことから、深遠な問題が生じる。文字は比較的最近の文化的発明なのに、なぜ全人類に読字のための能力が組み込まれているのだろう？

話し言葉によるコミュニケーション、ひいてはその神経基盤が、自然淘汰の段階的プロセスによって進化してきたことは、あらゆる痕跡に示されている。有史以前の人間の脳の生体構造が変化したことは、声道の変化と同じように、頭蓋などの化石から詳しく解明されている。発話の始まりが何十万年前まで遡ることは明らかだ。しかし読字に関してはそうは言えない。なぜなら文字が現われたのはせいぜい五〇〇〇年前で、自然淘汰による進化で生じたにしては最近すぎる。人間の脳の視覚性単語形状領野は読字という行為にぴったりのように見えるが、とくにその目的で進化したわけではないはずだ。

これをウォレス問題と呼べるだろう。というのも、アルフレッド・ラッセル・ウォレス（ダーウィンとは別に独自に自然淘汰を発見した人物）は、人間の脳がもつ数多くの潜在能力の矛盾に強い関心をもっていたのだ。字句や数学などの能力は、原始的な有史以前の社会ではほとんど役に立たない能力である。自然淘汰は、すぐに役立つ能力が現われることの説明にはなるが、何十万年も先に先進的文化が発達してはじめて顕在化するような潜在能力の存在は説明できない、とウォレスは思った。

このような人間の潜在力を自然の作用に帰することができなかったウォレスは、超自然的存在をもち出すしかなかった。神がそれを人間の心に植えつけたに違いないと考えたのだ。ウォレスにしてみれば、神からの贈り物としてこれ以上の好例はなかった――十分に高度な文明が興るのを待って、ひそかにチャンスをうかがっている特別な新しい力なのだ。[12]

当然、ダーウィンはこの考えにびっくりして、ウォレスにこう書き送っている。「あなたがあなた自身や私の生み出したものを完全にぶち壊しにしないことを願います」。ダーウィンのほうは、自然淘汰と適応のプロセスに対してもっとずっと柔軟な見方をしていて、生体は本来の進化の目的とはまったく異なる用途を見つける可能性があると予見していた（スティーヴン・ジェイ・グールドとエリザベス・ヴルバはこの種の配置換えを直接的な適応ではなく「外適応」と呼んだ[13]）。

では、人間の脳の視覚性単語形状領野はどうやって生まれたのだろう？　読み書きができない人の脳にも存在するのか？　ほかの霊長類の脳にその前兆はあるのか？

私たちはみな無数の光景や音などの刺激にさらされていて、生き延びられるかどうかは、それらの刺激を迅速かつ正確に評価できるかどうかにかかっている。周囲の世界を理解するには、土台となる何らかのシステム、つまり環境を構成要素に分析する迅速かつ確かな方法が必要である。物を見ること、すなわち視覚で物をはっきりさせることは、生まれながらに瞬間的に行なっているように思われるが、それは卓越した知覚の偉業であって、階層化されたさまざまな機能すべてを必要とする。私たちは物それ自体を見るのではない。さまざまな照明や状況のなかに現われている形、表面、輪郭、境界を見るのであり、その見え方は物や自分の動きで変化する。このように複雑で変化する視覚のカオスから、私たちは物の状態を推論したり仮定したりするための不変のものを抽出しなくてはならない。周りにある無数の物体それぞれに個別の表象や記憶痕跡《エングラム》があると考えるのは不経済である。ここは組み合わせの威力の出番だ。限られた数の形がひとそろいあれば、それを何通りでも無限に組み合わせられる。アルファベットの二六文字を（特定のルールと制約のなかで）組み合わせて、言語として必要なだけの単語や文をつくれるのと同じだ。

顔のように、誕生時または誕生直後に認識される物もあるかもしれない。しかしそれ以外の物体からなる世界のことは、経験と行動によって、つまり見て、触って、操って、外見と感触を結びつけることで、覚えなくてはならない。視覚による物体認識は下部側頭葉の何百万という神経細胞に依存しているが、その神経機能は非常に柔軟であり、経験と訓練、教育に敏感に反応する。下部側頭葉の神経細胞は視覚認識全般のために進化したが、ほかの目的に採用されたとも考えられる――なかでも目立つのが読字への転用だ。

すべての（自然な）文字体系には環境と同じ位相的特徴があるように見えるので、このような神経細胞の配置換えが促される。私たちの脳は環境の位相的特徴を解読するように進化している。カリフォルニア工科大学のマーク・チャンギジと下條信輔らは、アルファベット体系や中国語の表意文字を含めて、一〇〇を超える古今の文字体系を、コンピューターを使って分析した。そしてそのすべてが、幾何学的には全然違うのに、共通の基本的な位相類似性をもっていることを明らかにした（この視覚的な特徴は、視覚認識よりも速度を重視して考えられた速記のような人為的文字体系にははっきり見られない）。チャンギジらは、さまざまな自然環境にも同様の位相不変を発見し、そこから、文字の形は「既存の物体認識のメカニズムが活用されるように、自然の光景に見られるさまざまな輪郭に似たものが選ばれている」という仮説を立てるにいたった。

文化的ツールである書字は、下部側頭葉の神経細胞がもつ特定の形への優先傾向を利用するように進化したのだ。ドゥアンヌはこう書いている。「文字の形は、文化が偶然に選択したものではない。脳が効率的な文字体系のデザインを強制するので、文化相対主義の入る余地はほとんどない。私たち霊長類の脳は、限られた文字の形しか受け入れないのである[14]」

これは「ウォレス問題」に対する見事な解答である——それどころか、問題はないことを示している。書字と読字の起源は、直接的な進化的適応として理解できるものではない。そのよりどころは脳の可塑性であり、人間の一生という短い期間のなかでも、経験——経験による淘汰——が自然淘汰と同じくらい強力に変化を引き起こすという事実である。ダーウィンに言わせれば、自然淘汰は、進化による発展の何万倍も速いタイムスケールでの文化や個人の発展を妨げたのではない——逆に、その土台を築いたのだ。私たちが読み書きできるのは天の配剤ではなく、前からあった神経の傾向を新たに賢く創造的に利用する、文化的創意と文化的淘汰によるものである。

視覚性単語形状領野は単語と文字の認識に欠かせないが、ほかにも多くの脳の領域が読字の「より高度な」レベルに関係している。たとえば、ハワードが文脈から単語を推測できたのもそのおかげだ。脳卒中から九年たっても、彼は多くの単純な単語をひと目で認識できない——が、彼の作家としての想像力は読字に依存しているわけではない。

彼がまだリハビリ病院に入院していたとき、セラピストの一人が、スケジュールを思い出したり考えを記録したりするために、「記憶帳《メモリーブック》」をつけることを勧めた。生涯にわたって日記をつけていたハワードにとって、うれしい提案だ。彼の新しい記憶帳は、まだ頼りない記憶力を安定させるためだけでなく、作家としてのアイデンティティーを強化するのにも、計り知れないほど役に立った。

もはや記憶力の「ばんそうこう」に頼れないことはわかっていました。話の後半には、ちょっと前に使った言葉でも、その言葉を忘れることがあるのです。……［考えついたらすぐに］「記憶帳」に書き出すことを覚えました。……記憶帳のおかげで、自分で人生の舵を取っているという気持ちになれました。いつもそばにあって、日記であり、スケジュール帳であり、備忘録でもあるのです。病院にいると、ある程度……受身の気分になってしまいますが、記憶帳は私自身を取り戻させてくれました。

記憶帳をつけることで、彼は毎日書くことになり、書かざるをえなくなった――判読可能な単語や文をつくり出すレベルだけでなく、もっとずっと深い創造的なレベルでも。さまざまな日課や人物がからむ入院生活の日記は、彼の作家としての創作力をかき立て始めた。

時おり、珍しい単語や固有名詞のスペリングに自信がないことがあった。目の前に活字があっても知覚できないのと同じくらい、心の目で「見る」、つまり想像することもできない。この心的イメージが欠けているために、スペリングにはほかの方策をとる必要があった。そして彼が見つけたいちばん簡単な方法は指で空中に書くこと、つまり運動性行動に感覚性行動の代役を務めさせることだった。

偉大なフランスの神経学者ジャン゠マルタン・シャルコーは、失読の症例に関する一八八三年の講義のなかで、ハワードのような失書を伴わない純粋失読症の患者について説明した。シャルコーは（患者自身も以前に書いたことのある）病院の名前を書いて、それを読むように言った。すると「［患者は］初めはできないが、さらに努力して、その課題をやり遂げようと右手の人差し指の先で単語を構成している文字の一つをなぞり、ひどく苦労してようやく『ラ・サルペトリエール』と言う」。シャルコーが通りの名前を見せて読むように言うと、患者は「単語を構成する文字を指で空中に書き、しばらくして『アブキール通り、友人の住所です』と言う」。

シャルコーの患者は空中で文字をなぞることによって「読字」が急速に改善し、三週間で読むスピードがほぼ六倍になった。患者は、「活字は手書きほどうまく読めません。手書きの文字は右手で再現するのが楽ですが、活字は再現が難しいのです」と話している（シャルコーによると、「印刷されたものを読むときは手にペンを持つといい」そうだ）。講義の最後にシャルコーはこう強調している。「要するに、彼は書くという行為を通じてのみ読むのだといえる」

その後、ハワードは読むとき、よく無意識に手を動かすようになった。目には理解できない単語や文の輪郭をなぞるのだ。とくに注目すべきは、読むときに彼の舌も動いて、歯や口蓋に文字の形をなぞるようになったことだ。これでかなり速く読めるようになった（それでも、以前には一晩で読めていた本を読むのに一カ月以上かかる）。このように、モードを変換する特別な感覚運動の魔術によって、ハワードは読字を一種の書字に置き換えていた。言ってみれば、舌で読んでいたのだ(15)。

脳卒中から三カ月以上たって、ハワードはリハビリ病院から自宅に戻ったが、そこをきちんと認識できなかった。

家は見知らぬ場所であると同時に見慣れた場所でもありました。……本物の家や部屋のスケッチから組み立てられた映画のセットのような感じでした。とくに妙だったのは仕事場です。自分のコンピューターを妙な気分で眺めました。著書を数冊書いた自分の仕事場全体が、博物館のジオラマのようでした。……走り書きされた付箋メモの自分の筆跡が、妙な見慣れないものに見えました。

この見慣れないコンピューター――かつての主要な商売道具――を、彼は再び使うことができるのだろうか？　息子の助けを借り、彼自身も驚いたことに、かつてのコンピュータースキルを試し始めると、すぐに戻ってくるのがわかった。しかし創作的なものを書くことは別の問題だ。そして読むこととなると、自分の妙な筆跡を読むのにさえ、相変わらずいやになるほど時間がかかって苦労した。さらに、彼がのちに書いているように――

私は何カ月も世間から遠のいていました。頭のなかで物事を整理できなくなっていました。昔のデスクに戻って、何の仕事をまた始めると思っていたのでしょう？　フィクションに向かないことは確かです。私はコンピューターの電源を切って、長い散歩に出かけました。

それでもハワードはある程度は練習を続け、記憶帳だけにしても毎日書き続けた。最初は――

本を書くことなど考えもしませんでした。私の能力をはるかに超えているだけでなく、想像をも超えていました。しかし自分でも知らぬ間に、私の脳の別の部位が、物語の構想を練り始めていました。イメージが頭のなかに浮かぶようになったのです。筋や展開がたえず思い浮かんできます。病院のベッドに寝ているあいだ……自分が書くことになるとは知らなかった本のために、物語や登場人物や場面を一生懸命考えていました。

彼が――できることなら――新しい小説を書こうと決めたのは、昔母親から受けた助言に従ってのことだった。

〝自分の知っていることについて書きなさい〟……私が知っていることと言えば、自分の病気のことでした。病院の日課や周囲の人々のことです。頭がぼうっとして、しばらく寝たきりになり、看護師と医師に日々の生活を指示されたり、立て直してもらったりするのがどんな感じか、それを語る本なら書けます。

彼は自分の分身である探偵ベニー・クーパーマンを再デビューさせるのだが、それは変容を遂げたクーパーマンだ。優秀な探偵は病院のベッドで目を覚まし、気づくと失読症だけでなく記憶喪失にも陥っている。しかし彼の推理力は相変わらず鋭く、まったく関係のないように見える手がかりをつなぎ合わせ、自分がどうして病院行きになったのか、思い出せない謎の数日のうちに何が起きたのかを解明する。

ハワードは調子を上げて、毎日数時間もコンピューターに向かった。数週間のうちに、彼の想像力と創造力が初稿を生み出した。短期記憶に障害があり、普通の方法で読むことができないので、原稿をどうやって訂正したり推敲したりするかが問題だ。特定の段落を字下げにしたり、フォントサイズを変えて文を目立たせたり、ワープロの使い方にさまざまな工夫を凝らして、自分だけでできる限りのことをやったあと、編集者に本全体を音読してもらって、全体の構成を記憶に刻み込み、頭のなかで組み立て直すことができた。この骨の折れる作業に何カ月もかかったが、記憶して頭のなかで推敲する能力は、リリアン・カリールの頭のなかでピアノ曲を編曲する能力と同じように、練習を積んで着実に伸びていった。

新しい小説（彼がつけたタイトルは『メモリーブック』）は二〇〇五年に出版され、それからすぐにもう一冊ベニー・クーパーマンものが続き、さらに二〇〇七年には回想録『読み方を忘れた男（*The Man Who Forgot How to Read*）』が刊行された。ハワード・エンゲルは今も失読症だが、文士であり続ける方法を見つけたのだ。それができたことは、リハビリ病院のセラピストの熱意と技術、また読むのだという彼自身の決意、そして人間の脳の適応能力など、多くのことを証明している。

ハワードは書いている。「問題は決してなくなりませんが、私は賢くそれを解決できるようになりました」

（注1）『火星の人類学者』のなかに収録されている。

（注2）リリアン・カリールも純粋失読症で、世界中の友人に手紙を書き続けた。しかし彼女の単語失読は何年もかけてゆっくり進行したので、このように読みと書きが解離することがあるという事実に、無意識のうちに順応していたようだ。

（注3）現在の「視覚失認症」という用語は、翌年、ジークムント・フロイトによって導入された。

（注４）先天性「語盲」（現在の呼称は失読症）が神経学者によって認識されたのは一八八〇年代のことで、シャルコーやデジェリンなどが後天性失読症を記述していたのと同じころである。重度の読字障害を（時には書字、読譜、計算などの障害も）もつ子どもは、そうでないことの明確な証拠があっても、知的障害と見られることが多かった。Ｗ・プリングル・モーガンは、一八九六年の《ブリティッシュ・メディカル・ジャーナル》誌で、読字と綴り字に重い障害があるが、聡明で明晰に話す能力がある一四歳の少年についての、徹底した研究を詳述している。

自分の名前をＰＥＲＣＹでなくＰＲＥＣＹと書くような間違いをして、何度か注意されるまで間違いに気づかなかった。……手書きや印刷された単語は、彼の心に何の印象も与えないようで、苦労して綴ってはじめて、その文字の音によって意味を理解できる。……認識できるのはＡＮＤ、ＴＨＥ、ＯＦのような単純なものだけである。ほかの単語は、どんなに頻繁に見たことがあっても覚えていないようだ。……数年間、彼を教えていた校長は、授業が完全に口頭で行なわれれば、彼は学校でいちばんの優等生だろうと話している。

現在では、人口の五〜一〇パーセントもの人が失読症で、「代償」のためか、あるいはたんに神経の構成が異なるせいなのか、いずれにせよ、多くの失読症者はほかの分野に並はずれた才能をもっていることがわかっている。ほかにもさまざまな失読症の特徴が、メアリアン・ウルフの『プルーストとイカ』や、トマス・Ｇ・ウェストの『天才たちは学校がきらいだった』で詳しく論じられている。
（注5）ここもほかの箇所も、イスラエル・ローゼンフィールドの名著『記憶とは何か』から引用している。
（注6）イスラエル・ローゼンフィールドも、オスカー・Cの主要な問題は文字の認識だけでなく、その配置の知覚にもあり、数字の表記にも同様の問題があったことに注目している。ローゼンフィールドによると、数字は「どんな文脈でもつねに読み方は同じである。3は『3個のリンゴ』でも『3パーセント割引』でも『サン』である。しかし……複数桁の数のなかの数字の意味は、その位置によって決まる」。音符も同じで、その意味は前後関係や位置で決まる。
単語も同様だと、ローゼンフィールドは続ける。

単語のなかの一文字を変えると、発音も意味も変わる可能性がある。その意味は、前に何が来て、後ろに何が来るかで決まる。……この全体構成――そのなかでは同じ刺激、すなわち文字でも、意味がたえず変化する――をとらえられないことが、失語症患者の特徴である。刺激の象徴するものを理解するように体系化できないのだ。

（注7）二回目の脳卒中のあと生きていた数日間、C氏は失語症も生じていた。ある単語の代わりに別の単語を言ったり、不明瞭な音を立てたりして、意思を伝えるのに身ぶり手ぶりに頼らなくてはならなかった。彼の妻は、（「恐ろしいことに」）彼が書けなくなったことに気づいた。デジェリンの症例を『記憶とは何か』で分析したイ

スラエル・ローゼンフィールドは、失書を伴わない失読はある——比較的よくある——かもしれないが、失読を伴わない失書はないと提唱し、「失書症になると必ず読むことができなくなる」と書いている。しかし純粋失書症もごくまれに報告されていて、論争はいまだ決着していない。

（注8）クリステン・パマーらは脳磁図を使って、視覚性単語形状領野が単独で働くわけではなく、大きく広がる脳ネットワークの一部であることを示している。実際、前頭葉と側頭葉には、視覚性単語形状領野より前に、単語によって活性化される領域がある。視覚性単語形状領野につながる双方向の活性化の流れが広がっていることを、パマーらは強調している。

それでも、読む行為を意味と切り離すことは可能だ。たとえば、私がヘブライ語の宗教書を読むときがそうである。単語の発音は習ったが、意味はほとんど知らない。同様のことが読字過剰の幼児にも起きている。そういう子どもはたいてい自閉症で、ニューヨーク・タイムズの記事を流暢に正しく読むことはできるかもしれないが、理解はしていない。

（注9）スクリブナーと会ったとき、口述したばかりの短い回想録をもらった。彼の失読症と適応方法を説明したもので、そのあと彼の最新作『絡みあうアイデア（*In the Web of Ideas*）』のあとがきとして発表された。この文はそこから引用している。

（注10）脳卒中、腫瘍、退行性疾患による脳の損傷が恒久的失読症を生じる場合もあるが、たとえば偏頭痛で起こるような、脳の視覚認識系の一時的な混乱による一過性失読症もありえる（これについてはフライシュマンら、ビッグレイとシャープなどが報告している）。私はある朝、約束の場所に向かって車を運転しているときに、そ

のような経験をした。突然気づくと、通りの名前を読めなかったのだ。自分には判読できない奇妙な古代文字――たぶんフェニキア文字――で書いてあるように見えた。最初、外の世界が変わったのだと思った。ニューヨークの街は映画のロケ地として人気が高く、道路標識の「変更」は手の込んだ映画のセットなのだと推理した。そのあと、文字の周囲がちらちら光ったり、火花が散ったりしたことが手がかりになった――失読症は偏頭痛前兆の一部だったのだ。

　失読症は癲癇《てんかん》に伴って起こることもある。私が最近診た患者は、読書が（しかも読書だけが）発作の引き金になるのだが、その最初の兆候が失読なのだと説明してくれた。目の前の単語や文字が突然理解不能になり、彼女はそれが発作の前駆症状だとわかる。そして数秒以内に発作が起こる。一人ならば、横になって心のなかでアルファベットを唱える。発作のあと意識を取り戻してから、二〇分かそこらは表出と受容の失語症になっている――言葉を話すことも理解することもできないのだ。

（注11）それでも違いはある。たとえばマリアンヌ・ウルフが指摘しているように、「運動記憶領野は、ほかの言語よりも中国語を読んでいるときのほうがはるかに活発になる。なぜなら子どもは中国語の記号の読み方をそうやって――何度も書くことで――覚えるからだ」。そして同じ人が違う言語を読むためには、多少違う神経回路を使う可能性がある。

　バイリンガルの人が脳卒中のあと、一つの言語を読めなくなっても、もう一方は読めなくならない場合がある。このことはとくに日本で研究されている。日本では二種類の書き言葉が普通に使われている（たいてい一つの文に両方が使われる）。三〇〇〇字以上ある漢字は中国語の表意文字に由来する。かなはアルファベットのように言語音を表わす音節システムで、四六文字しかない。漢字とかなはまったく違うが、どちらも視覚性単語形状領野を使う。しかしナカヤマとドゥアンヌによる機能的ＭＲＩの研究は、この領域の表象に微妙だが重要な違いがあることを示し、漢字は読めないのにかなは読める、またはその反対の失読症というまれな症例が報告されている。

（注12）ウォレスは次のように表現している。

自然淘汰が未開人に与えたのは類人猿のそれより少しましな程度の脳のはずだが、実は未開人は哲人のそれと負けずとも劣らぬ脳をもっている。……将来的な人間の進歩を見越して器官が用意されていたかのように思える。昔の状況では使い道のない潜在能力が備わっているのだ。

（注13）グールドがウォレスの考えについて優れた分析を行なった「自然淘汰と人間の脳」は『パンダの親指』に再録されている。

（注14）最古の書き言葉には絵文字や図像記号が使われていて、それがだんだんに抽象化・単純化されていった。エジプトには何千という異なる象形文字があり、古典中国語には何万字という表意文字がある。そのような言語を読む（そして書く）には多大な訓練が必要であり、おそらく視覚野も広範囲に使われるだろう。だからこそ、たいていの人間の言語はアルファベット体系を好む傾向があるのかもしれない、とドゥアンヌは示唆している。その一方で、表意文字特有の強みや性質もありえる。日本の詩に精通していたホルヘ・ルイス・ボルヘスは、

あるインタビューで、漢字がもつ多元的な意味合いについて話している。

日本人は詩作のなかで巧みな多義性を実現している。そしてその原因は、私が考えるに、彼らの特殊な字の形式そのものにあり、日本語の表意文字が示す可能性にある。文字それぞれが、その特徴に応じていくつかの意味をもつ。たとえば「金」という言葉を考えてみよう。この語はその黄色い色から、秋、木の葉の色、または夕日を表わしたりほのめかしたりする。

（注15）先日、ハワードは食べながら話していて、たまたま舌の先を嚙んでしまい、二、三日のあいだ舌が腫れ、痛くて動かせなかった。「そのせいで一日かそこら、また読めなくなりました」

舌は非常に敏感で、脳内にとくに大きい運動および感覚の表象をもつ。そのため、ハワードがやっているように、一種の読字に使うことができるのだ。注目すべきことに、目の見えない人が「見る」ことを可能にする、感覚代用器官としても使える（「心の目」の章を参照）。

失顔症

生まれた瞬間から死ぬ瞬間まで、人間が世間に向けるのはまさに自分の顔だ。年齢や性別の印象は顔に刻まれる。感情は、ダーウィンが書いているむき出しの本能的な感情も、フロイトが書いている隠れた感情や抑制された感情も、考えや意図とともに顔に表われる。私たちは腕や脚、胸や尻に見とれるが、美的感覚で「美しい」と判定されるのも、品格や知性という意味で「立派」とか「気品ある」と評価されるのも、総じて顔である。そしてきわめつけは、人を個人として認識するよりどころが顔である。顔には人の経験と人格がにじみ出るもので、四〇歳になれば人は自分にふさわしい顔になるといわれる。

生まれて二カ月半で赤ん坊は笑顔に笑顔で応える。エヴァレット・エリンウッドはこう書いている。「子どもが笑顔になると、それが大人を交流――笑顔やおしゃべりや抱っこ――に引き込む。換言すると、社会化のプロセスを手ほどきさせることになる。……母子関係の相互理解は、顔と顔の継続的な対話があってはじめて可能になる」。精神科医の考えによると、人が目で見て意味と重要性をわかるようになるのは、まず顔だという。しかし神経系に関して、顔は特別な分類に入るのだろうか?

私は物心ついてからずっと、人の顔を見わけるのが苦手だ。子どものころはあまり気にしていなかったが、中学生になって新しい学校に入ると、そのためによく恥ずかしい思いをした。学校の友だちに会ってもわからないことがしょっちゅうで、あきれられたし、怒らせてしまうこともあった――彼らにしてみれば、私の知覚に問題があるとは(当然のことながら)思いもよらなかったのだ。親しい友だちのことはたいていあまり苦労せずに見わけられた。とくに親友のエリック・コーンとジョナサン・ミラーの二人は問題なかった。しかしそれは、独特の容貌を識別していたからでもあった。エリックはまゆ毛が太くて分厚い眼鏡をかけていたし、ジョナサンは背が高くひょろっとしていて髪が赤かった。ジョナサンは人の態度や身ぶりや表情を鋭く観察していて、人の顔を決して忘れないようだった。一〇年後、二人で昔の学校の写真を見て、私は誰の顔もわからなかったが、ジョナサンは文字どおり何百人もの学友を見わけることができた。

顔だけではない。散歩やサイクリングに出かけるとき、いつもまったく同じ道を行かなくてはならなかった。ちょっとでもはずれると、たちまち救いようがないほど迷うことがわかっているのだ。向こう見ずにいろんな場所を探検したかった――が、友だちと一緒でなければ、そんなことはできなかった。

これまでずっとなんとか補おうと努力してきたが、七六歳になっても顔と場所に関する弱点は相変わらずだ。とくに脈絡のないかたちで人に会うと、たとえ五分前に一緒にいた人でも混乱してしまう。ある朝、かかりつけの精神科医（その数年前から週に二度通っていた）の診察の直後に、そういう事態が起こった。診察室を出て数分後、建物のロビーで地味な服装をした男性にあいさつされた。見ず知らずの人がなぜ私を知っているのか、わけがわからなかったが、ドアマンが彼の名を呼んでようやくわかった――そう、彼は私の精神科医だったのだ（このとき彼に気づかなかったことが、次の診察で話題になった。その理由は精神病理学的なものではなく神経学的なものだという私の主張を、彼は完全には信じていなかったと思う）。

数カ月後、おいのジョナサン・サックスが私を訪ねてきた。当時私はニューヨーク州のマウントバーノンに住んでいて、私たちは散歩に出かけたのだが、雨が降り出した。「戻ったほうがいいね」とジョナサンが言ったが、私には自分の家も通りも見つけられなかった。二時間も歩き回り、二人ともずぶぬれになったころ、大きな声で呼びかけられた。うちの大家さんだ。彼が言うには、どうやら私は自分の家に気づかずに、三回か四回、前を通り過ぎるのが見えたそうだ。

そのころ、私はマウントバーノンからブロンクスのアラートン通りにある勤務先の病院まで、ボストン・ポスト・ロードを行かなくてはならなかった。八年間も一日に二回同じ道を通っているのに、私にとってはいつまでも知らない道で、道路わきの建物を見わけられなかったし、しょっちゅう反対方向に向かってしまう。そして私でさえも間違いようのない二つの目印、つまり大きな標識が出ているアラートン通りと、頭上に現われるブロンクス・リバー・パークウェーの高架、そのどちらかまで来てようやく気づくのだ。

助手のケイトと一緒に仕事をするようになって六年近くたったころ、出版社との打ち合わせのためにミッドタウンのオフィスで彼女と待ち合わせをした。私は到着して受付に名前を告げたが、ケイトがすでに来ていて、ロビーで待っていることに気づかなかった。つまり、そこにいる若い女性は目に入ったが、それが彼女だとわからなかったのだ。五分ほどしてから、彼女がにこにこしながら言った。「こんにちは、オリヴァー先生。いつになったら私に気づくかしらと思っていたんですよ」

パーティーともなると、自分の誕生日パーティーでさえ難関だ（ケイトが招待客に名札を付けてくれと頼んだことも一度ではない）。私は「ぼんやりしている」と非難されるし、確かにそのとおりだ。しかし「内気」「引きこもり」「社会性の欠如」「変わり者」、はては「アスペルガー症候群」など、さまざまな言われ方をするが、そのほとんどが顔を認識できないことの結果であり、それを誤解されているのだ。

顔の認識に関する私の問題は、身近な人や親しい人だけでなく、自分自身にもおよんでいる。ひげを生やした大柄な男性にぶつかりそうになってあやまってから、気づけばそのひげの大男は鏡に映った自分だった、ということも一度ではない。テラス席のあるレストランで、それと逆の状況に遭遇したこともある。テラスのテーブルについた私は、レストランの窓のほうを向いて、いつものようにひげの手入れを始めた。ふと気づくと、窓に映っている自分がひげの手入れをせずに、いぶかしげにこちらを見ている。実は窓の向こうに灰色のひげをはやした男性がいたのだ。

「なぜこの男は私の目の前で身づくろいをしているのだろう」と思っていたに違いない。

ケイトはよく人に、前もって私のちょっとした障害のことを警告している。訪問者にこう言うのだ。「あなたのことを覚えているかどうか、先生に訊かないでください。覚えてないって言いますから。お名前を名乗って、自分が誰かを先生に教えてあげてください」（そして私にはこう言う。「ただ覚えていないと言うのはだめですよ――失礼ですし、人は気を悪くします。『申し訳ありませんが、私は人の顔をちっとも覚えられないんです。自分の母親の顔さえわからないんですよ』って言ってください[1]」）。

一九八八年に私は「記憶の画家」と呼ばれるフランコ・マニャーニと出会い、それから二年ほどのあいだに、何週間も一緒に過ごして彼の絵や人生について語り合い、彼が育った村を再訪するために一緒にイタリアに旅行もした。最終的に彼についての記事を《ニューヨーカー》誌に提出すると、当時編集長だったロバート・ゴットリーブがそれを読んで言った。「すごくいい、面白い――でも、彼はどんな顔をしているんだろう？　少し描写を加えてもらえませんか？」。私はこのやっかいな（そして私には答えられない）質問をかわすために言った。「彼の顔など誰が気にします？　これは彼の作品についての記事ですよ」

「読者は知りたがりますよ」とボブは食い下がる。「思い描く必要があるんです」

「じゃあケイトに訊いてみないと」と言うと、ボブに変な目で見られた。

友だちのジョナサンが人の顔を覚えるのが得意だったのと同じように、私はそれがひどく不得手なのだと思い込んでいた――それは正常なばらつきの範囲内であって、ジョナサンと私はスペクトルの両極端にあるのだと思っていたのだ。しかしオーストラリアに兄のマーカスを訪ね、ほぼ三五年ぶりに再会して、彼もまた、まったく同じように人の顔や場所を見わけられないことを知ってはじめて、これは正常なばらつきを超えたものであって、二人ともおそらく特有の遺伝的要因による特殊な形質、いわゆる相貌《そうぼう》失認症（またの名を失顔症）なのだと気がついた(2)。

私のような人がほかにもいることを、いろいろなかたちで思い知らされた。とりわけ、相貌失認症の二人が会うのは、ひどく大変なことになりかねない。数年前、私は同業者の一人に新しい著書への賛辞を書き送った。すると二人が会う段取りをつけようと彼の助手がケイトに電話をかけてきて、うちの近所のレストランで週末に夕食をともにする手配をしてくれた。

「問題があるかもしれません」とケイトが言った。「サックス先生は誰の顔もわからないんです」

「W先生も同じです」と彼の助手が言った。

「それに、サックス先生はレストランもほかの場所も見つけられません。すぐに迷子になってしまうんです。自分のオフィスの建物がわからないこともあるんですよ」

「ええ、W先生も同じです」

どうにかこうにか私たちは会い、夕食をともにすることができた。しかし私はいまだにW博士がどんな顔かわからないし、おそらく彼も私の顔がわからないだろう。

このような例はこっけいに思えるかもしれないが、もっと深刻な例もある。重い相貌失認症の人は、自分の配偶者の顔がわからないことや、集団のなかから自分の子どもを見つけ出せないこともあるのだ。

チンパンジー研究者のジェーン・グドールにも、ある程度の相貌失認症がある。彼女の問題は人だけでなくチンパンジーの認識にもおよぶ――そのため、個々のチンパンジーを顔で区別できないことが多いという。特定のチンパンジーをよく知れば、難なく区別できるようになり、同様に、家族と友だちについては何の問題もない。しかし「『平均的な』顔の人にはとても苦労するんです。……ほくろか何かを探さなくてはなりません。すごくきまりが悪いですよ！　誰かと一日中一緒にいて、次の日にはその人がわからないことがあるんですから」。

加えて、彼女は場所も認識できない。「道順を熟知するまでは、自分がどこにいるのかまったくわかりません。帰り道がわかるように、振り向いて目印になるものを見ておく必要があります。これが森のなかでは難しくて、よく迷子になりました」

一九八五年、私は「妻を帽子とまちがえた男」という診療例を発表した。患者のP氏は、非常に重い視覚失認症をわずらっていた。人の顔も表情も見わけることができない。それだけでなく物を識別するどころか、分類することさえできないので、手袋を認識できないし、それが布製の品で手に似ていることも認識できない。そしてあるとき、彼は妻の頭を自分の帽子とまちがえたのだ。

Ｐ氏の話が発表されたあと、場所や顔の認識に関する自分の問題を彼の問題と比較する手紙をもらうようになった。一九九一年に、アン・Ｆが自分の体験を説明する次のような手紙を送ってくれた。

私の家族には視覚失認症の人間が三人いると思います。父と姉と私です。みんな先生の患者のＰさんと共通するところがありますが、おそらくあそこまで深刻ではないと思っています。私たち全員に共通するＰさんと同じ反応のなかで、いちばん際立っているのが相貌失認です。私の父はここカナダのラジオ界で成功を収めています（声をまねる特別な才能があるのです）が、最近の写真で自分の妻も見わけられませんでした。ある結婚披露宴では、自分の娘の隣にすわっている男（私が当時すでに五年連れ添っていた夫）が誰なのかと知らない人に訊いたのです。

私は夫のそばを歩きながら、彼が誰だかわからずにその顔をじっと見つめていたことが何度かあります。ところが、彼に会うことを予想している状況や場所でなら、彼の顔がすんなりわかります。人が話し始めれば、その声を過去に一度しか聞いたことがなくても、すぐに誰だか認識することもできます。

私はPさんと違って、感情レベルでは人のことをうまく読み取れると思います。……Pさんのような身の回りの物に対する失認症はありません。［しかし］Pさんと同じように、私も空間の地理を表象することがまったくできません。……物をどこに置いたか、その場所を言葉にしないと覚えておけません。物が手から離れたとたん、世界の縁から隙間に落ちてしまうのです。

アン・Fの場合、遺伝性または家族性の相貌失認症と地理失認症のようだが、脳卒中、腫瘍、感染症、または外傷によって――あるいはP氏のようにアルツハイマー病などの退行性疾患で――脳の特定部位を損傷した結果、このような症状（またはほかのかたちの失認症）をわずらう人もいる。同じく手紙をくれたジョーン・Cは、そういう意味で変わった病歴をもっていた。彼女は赤ん坊のときに右後頭葉に脳腫瘍ができて、二歳のときにそれを切除した。確かめるのは難しいが、彼女の相貌失認症の原因は腫瘍か手術のどちらかと思われる。顔を見わけられないことについて、彼女は他人からよく誤解される。「失礼だとか、忘れっぽいとか、（精神科医に）精神障害なのだとか、言われたことがあります」

相貌失認症や地理失認症の人からもらう手紙が増え続けるにつれ、「私の」視覚の問題は珍しくはなく、世界中で大勢の人たちを悩ませているに違いないことが、私にははっきりわかってきた。

顔の認識は人間にとってきわめて重要であり、大半の人は何千という顔をそれぞれ識別したり、群衆のなかから知った顔を簡単に見つけ出したりすることができる。そのような区別をするには特別な専門技術が必要なのだが、この技術は人間だけでなくほかの霊長類でもほぼ共通している。では、相貌失認症の人はどうすればやっていけるのだろう？

この二、三〇年で、脳の可塑性はかなり認識されるようになった。機能不全や損傷の見られる脳の部位やシステムの機能を、別の部位やシステムが引き継ぐ可能性があるのだ。しかし相貌失認症や地理失認症はこれとは無縁のようで、たいていの場合、年をとっても軽快しない一生の病気である。したがって、相貌失認症の人には機転と創意工夫が必要であり、自分の弱点をうまくごまかす戦略を見つけなくてはならない。変わった鼻やひげ、眼鏡、あるいは特定の種類の服装で、人を見わけるのだ(3)。多くの相貌失認症患者は、人を声や姿勢や歩き方で認識する。それに当然、状況と予想が最重要だ。人は学校で生徒に会い、会社で同僚に会う、というふうに予想する。意識的にしろ無意識にしろ、そのような戦略はごく習慣的になるので、中程度の相貌失認症患者は、自分の顔認識が実際にどれくらい劣っているか自覚がないままの可能性もあり、検査（たとえば、髪や眼鏡のような補助的手がかりを削除した写真など）ではっきりわかるとびっくりする(4)。

そういうわけで、私は特定の顔をひと目で見わけることはできないかもしれないが、大きい鼻、とがったあご、ふさふさの眉、突き出た耳など、顔についてのさまざまな事柄を認識することはできる。そのような特徴は、私が人を見わけるための標識になる（同様の理由で、まともな肖像画や写真よりも風刺漫画のほうが認識しやすいのだと思う）。年齢と性別はまあまあうまく判断できるが、何度かきまりの悪い間違いをしたことはある。動き方、「運動スタイル」で見わけるほうがはるかにうまい。そして、特定の顔を見わけることはできなくても、顔の美しさ、その表情には敏感だ(5)。

私はできるだけ会議やパーティーや大規模な集まりを避ける。不安を感じたり、きまりの悪い思いをしたりする状況になるとわかっているからだ――よく知っている人の顔がわからないだけでなく、知らない人に旧友のようにあいさつしてしまう（相貌失認症患者の多くがそうだが、私は人にあいさつするとき、間違った名前を口にするといけないので、相手の名前は言わない。他人を頼りにとんでもない失態を免れるのだ）。

私は近所の人を見わけるより、その人が飼っている犬を見わけるほうが（姿形と色が特徴的なので）はるかに得意だ。だから、ローデシアン・リッジバックを連れた若い女性を見かければ、彼女が隣のアパートに住んでいるとわかる。人なつこいゴールデン・レトリバーを連れている年配の女性を見かけると、隣のブロックに住んでいる人だとわかる。しかしどちらの女性も犬を連れていないときにすれ違うと、まったく見ず知らずの人も同然である。

実体のない無形の「心」が、脳というひと塊の肉に具現化されうるという考えは、一七世紀の宗教思想にとって容認できるものではなく、したがってデカルトらの二元論が生まれた。しかし脳卒中をはじめとする脳損傷を観察していた医師たちには、かなり前から、心と脳の機能がリンクしているのではないかと考える理由があった。一八世紀末ころ、解剖学者のフランツ・ヨーゼフ・ガルが、心の働きはすべて脳から生じているに違いないと提唱した——おおかたの想像するように「魂」から、あるいは心臓や肝臓からではない、と。脳内に二七の「器官」があって、それぞれが異なる精神や心の能力をつかさどっていると想定したのだ。ガルに言わせると、そのような能力には、たとえば色感覚や音感覚のような今では知覚機能と呼ばれるもの、記憶、機械操作、発話、言語のような認知能力、さらには友情や博愛心やプライドのような「道徳的」特性まで含まれる。このような異端の考えのせいで、彼はウィーンから追放され、最終的に革新的なフランスにたどり着いた。この国でなら科学的なアプローチが受け入れられるかもしれないと考えたのだ(6)。

生理学者のジャン＝ピエール・フルーランスは、生きている動物のなかでもおもにハトを使い、脳の切片を取り除くことによって、ガルの理論を調べることにした。しかし、皮質の特定部位と特定の能力との相関関係を示す証拠を見つけられなかった（おそらく、その証拠をとくにちっぽけなハトの皮質で見つけるには、ごく慎重に分離する切除が必要だからだろう）。そこでフルーランスは、皮質の切片を取り除かれたハトが示した認知機能障害は、取り除かれた皮質の場所ではなく量だけを反映していると考え、鳥に当てはまることはおそらく人間にも当てはまると確信した。そして、大脳皮質は等能である、つまり肝臓と同じように同質で未分化である、と結論づけた。フルーランスは冗談半分でこう言っている。「肝臓が胆汁を分泌するように、脳は思考を分泌する」

大脳皮質は等能であるというフルーランスの考えがしばらく優勢だったが、一八六〇年代のポール・ブローカによる研究で流れが変わる。ブローカは大勢の表出性失語症患者の剖検を行ない、全員の左前頭葉に限定された損傷があることを明らかにした。一八六五年、彼は周知のとおり「私たちは脳の左半球で話す」と言い、同質で未分化の脳という考えは葬られたように思われた。ブローカは、左前頭葉の特定部位に「運動性言語中枢」――現在ブローカ野と呼ばれる部位――を見つけたと考えた(7)。これで新たな局在性、すなわち脳の特定中枢と神経機能および認知機能との純粋な相関が、期待できそうに思われた。神経学は自信をもって先に進み、あらゆる種類の「中枢」を特定した――ブローカの運動性言語中枢に続き、ウェルニッケの聴覚性言語中枢、そしてデジェリンの視覚性言語中枢、すべてが言語半球である左脳半球にあり、視覚認識の中枢は右脳半球にある。

しかし、一般的な視覚失認症が一八九〇年代に認識されたのに対して、顔や場所のような特定のカテゴリーに対する視覚失認がありえることは、ほとんど知られていなかった――ただし、ヒューリングス・ジャクソンやシャルコーのような主要研究者はすでに、脳の右半球後部の損傷後に生じる顔や場所に対する特殊な失認症について記述していた。ジャクソンは一八七二年に、この部位に脳卒中を起こしたあと「場所と人を認識する」能力を失った男性について書いている。「あるとき、彼は自分の妻がわからなかった……そして家から散歩に出て帰り道が見つからなかった」。シャルコーは一八八三年に、視覚の心像と記憶の力が並はずれて強かったのに、突然それを失った患者について報告している。シャルコーの記述によると、この男性は「自分の顔も思い出せない。最近、美術館で人とぶつかりそうになり、相手に失礼と言おうとしたが、それはガラスに映った自分自身だった」。

それでもやはり、二〇世紀半ばになっても、特定のカテゴリーのみを認識する部位が脳にあるかどうか、疑念をもつ神経学者が多かった。臨床例から証拠があがっていたにもかかわらず、失顔症の認識が遅れたことには、そのような神経学者の態度が関係していたかもしれない。

一九四七年、ドイツ人神経学者のヨアキム・ボーダマーが、顔は認識できないが、ほかの認識には問題がない患者三人について記述した。ボーダマーに言わせれば、この非常に選択的な失認症には特別な名前が必要であり――「prosopagnosia（相貌失認症）」という言葉を考え出したのは彼である――そのような特定的な能力の喪失は、顔認識に特化した部位が脳にあることを意味しているに違いないように思われる。それ以来、このことは議論の的になっている。顔認識専用の特別なシステムがあるのか、それとも顔認識はもっと一般的な視覚認識システムの一機能にすぎないのか？　マクドナルド・クリッチュリーは一九五三年に、ボーダマーの論文と失顔症という考えそのものを、厳しく批判する文を書いている。「人間の顔は、生物と無生物とにかかわらず空間に存在するほかのあらゆる物と、異なる知覚カテゴリーを占めているに違いないという考えは、信憑性《しんぴょうせい》がないように思える。ほかの物にはありえない大きさ、形、色、動きなどの属性が、人間の顔にあるのだろうか?」

しかし一九五五年、イギリスの神経学者クリストファー・パリスが、患者のＡ・Ｈについて見事なまでに詳細に記録された研究を発表した。患者はウェールズの炭鉱の採炭技術者で、日誌をつけていたため、自分の経験をパリスに明確に鋭く説明することができた。一九五三年六月のある夜、Ａ・Ｈは脳卒中に襲われたようだ。彼は「クラブで二杯飲んだあと、突然気分が悪くなった」。頭が混乱しているように見えたので、誰かが家まで送って寝かせたが、彼はほとんど眠れなかった。翌朝起きると、目に見える世界がまったく変わっていた。彼はパリスにこう報告している。

ベッドから出ました。意識ははっきりしていましたが、寝室に見覚えがありません。トイレに行こうとしても場所がわからず、なかなかたどり着けませんでした。ベッドに戻ろうとすると、部屋がわかりません。知らない場所なのです。

色がわからなくて、明るい物と暗い物の区別しかつきませんでした。そのあと、どの顔も似ていることに気づいたのです。妻と娘の違いがわかりません。それから、妻と母のどちらかが話をしないと、どちらがどちらか見わけがつきませんでした。母は八〇歳ですよ。

目と鼻と口ははっきり見えるのですが、それがまとまらないのです。黒板にチョークで描かれているように見えます。

彼が苦労したのは現実の人の認識だけではなかった。

写真に写っている人も、自分自身さえも見わけられません。クラブで知らない人が私をじっと見ているのが目に入って、ウェーターに誰なのかと訊きました。笑っちゃいますよ。私は鏡のなかの自分を見ていたんです。……そのあとロンドンに行って、いくつか映画館と劇場に足を運びました。筋がさっぱりわかりませんでしたね。誰が誰だかまったくわからないんです。……《メン・オンリー》誌と《ロンドン・オピニオン》誌を買いました。でも普通の写真を眺めて楽しむこともできません。補足の解説で何が何かを把握することはできますが、そんなふうではおもしろくありません。ひと目でわからなくては。

A・Hはほかにも視覚に問題があった。視野の片隅に小さな盲点があり、一時的に読むことが困難になり、色をまったく知覚できず、場所を認識するのが難しかった（最初は左半身に妙な感覚もあった——左手が「重く」、左の人差し指と左の口角に「刺すような」感覚があったのだ）。しかし物に対する失認症はなかった。幾何学図形を分類したり、複雑な物の絵を描いたり、ジグゾーパズルを組み立てたり、チェスをすることもできた。

パリスの時代以降、多くの相貌失認症患者が剖検を受けた。そのデータは明快だ。原因が何にせよ、相貌失認症にかかった患者は全員、右の視覚関連野、とくに後頭側頭皮質の下側に病変があり、ほとんどの場合、紡錘状回と呼ばれる構造に損傷が見られる。これらの剖検結果は、一九八〇年代、CTスキャンとMRIを使って生きている患者の脳を可視化できるようになって、さらに裏づけが得られた――生きている相貌失認症患者も、「紡錘状顔領域」と呼ばれるようになった部位に病変が見られたのだ（紡錘状顔領域の異常な活動は、ドミニク・フィッチェのチームが明らかにしたように、顔の幻覚とも関連している）。

一九九〇年代には、そのような病変の研究が機能的イメージング――人が顔や場所や物の写真を見ているときに、その脳を機能的MRIで可視化すること――によって補完された。そしてこれらの機能的研究は、顔を見ているときのほうがほかの検査画像を見るときより、紡錘状顔領域がはるかに強く活性化することを明らかにした。

この領域にある個々の神経細胞が選好を示す可能性があることは、一九六九年にチャールズ・グロスらが、マカクザルの下部側頭葉に電極を使って初めて実証している。グロスが発見した細胞は、サルの脚を見ると激しく反応した――が、人間の手を含めたほかのさまざまな刺激にも、それほど強くはないが反応した。のちに彼は、顔に相対的選好を示す細胞を発見している。(8)

純粋な視覚レベルでは、顔は目、鼻、口といった造作の幾何学的関係を検出することによって、ある程度形状として識別される（フライウォルド、ツァオ、リヴィングストンが立証している）[9]。しかしこのレベルでは個々の顔に対する選好はない。それどころか、一般的な顔や漫画の顔でも、本物の顔と同じ反応を引き出せる。

特定の顔や物の認識は、もっと高い皮質レベル、すなわち内側側頭葉のマルチモーダル領域でなければなし遂げられない。その領域は、紡錘状顔領域だけでなく、感覚連合、感情、そして記憶を促進するほかの領域とも、豊富な相互連絡をもっている。クリストフ・コッホとイツァーク・フリードらは、内側側頭葉のマルチモーダル領域の細胞が、顕著な特異性を示すことを明らかにした。たとえばビル・クリントンの画像、クモの画像、エンパイアステートビルの画像、または『シンプソンズ』の漫画にしか反応しないのだ。特定の神経単位が、人や物の名前を聞いたり読んだりすると反応する場合もある。ある患者では、ひと組の神経細胞がシドニー・オペラハウスの写真に強く反応し、「エッフェル塔」のようなほかのランドマークの名前には反応しないのに、「シドニー・オペラ」という文字列にも反応した[10]。

内側側頭葉の神経細胞は、個々の顔、ランドマーク、あるいは物を、変化する環境のなかで楽に認識できるように、その表象をコード化することができる。そのような表象は、見慣れない物体を見せられてから一日か二日以内に、迅速に構築される可能性がある。

そのような研究には単一神経細胞の電極記録が必要だが、細胞それぞれは何千というほかの神経細胞につながっていて、その神経細胞それぞれがまたさらに何千という細胞につながっている（さらに、単一の細胞が複数の個人や物に反応する場合もある）。したがって、単一細胞の反応は実は巨大なコンピューター・ピラミッドの頂点のようなもので、ひょっとすると視覚野、聴覚野、触覚野、テキスト認識の領域、記憶と感情の領域などからの、直接または間接のインプットを駆使しているかもしれない。

人間の場合、顔を認識する能力の一部は出生時、またはその直後から存在する。オリヴィエ・パスカリスのチームがある研究で明らかにしているように、赤ん坊は六カ月までに、ほかの種も含めて（この研究ではサルの写真が使われた）、さまざまな顔を個別に認識できる。ところが九カ月になると、継続的に見せられていない限り、サルの顔をうまく認識することはできなくなる。赤ん坊は三カ月で早くも、「顔」のひな形を頻繁に見せられるものに絞ることを覚えているのだ。人間にとってこの働きがもつ意味は深い。自民族のなかで育てられた中国人の赤ん坊にとって、白人の顔はみな相対的に「同じに見える」し、その逆もまたしかりかもしれない[11]。ある相貌失認症の知人は、中国で生まれ育ち、オックスフォードに留学して、何十年も米国に住んでいる。にもかかわらず、「ヨーロッパ人の顔がいちばん難しくて、私にはみな同じに見える」と私に語っている。生まれつきの、おそらく遺伝的に決まっている顔認識の能力があって、その能力は生後一年か二年で焦点が絞られるので、私たちはよく見かける種類の顔を見わけるのがとくにうまくなるようだ。出生時にすでに存在する「顔細胞」が完全に発育するには、経験が必要なのである。

立体視から言語力まで、ほかのさまざまな能力も同様である。何らかの素因または潜在力が遺伝的に組み込まれているが、それが完全に発達するには、刺激、訓練、豊かな環境、そして育成が必要である。最初の素因は自然淘汰で生まれるかもしれないが、認知と知覚の能力が完全に開花するには、経験と経験による淘汰が必要なのだ。

相貌失認症をわずらう人の（すべてではないが）多くが場所の認識にも困難を感じることから、顔と場所の認識は、別々だが隣接する領域によってもたらされると考える研究者もいる。おそらく一方の端が顔を指向し、反対の端が場所を指向する一つの領域によって、両方とももたらされると考える研究者もいる。

しかし神経心理学者のエルコノン・ゴールドバーグは、一定の機能をもつ明確に区別された固定的な中枢やモジュールが大脳皮質にあるという考え自体を疑問視している。彼の考えによると、より高次の皮質ではいろいろなものが勾配をなしていて、経験と訓練によって機能が発達する領域どうしが、互いに重なり合ったり、境があいまいになったりする可能性があるという。彼は著書『脳を支配する前頭葉』で、勾配型原理はモジュールに代わる案として進化を引き起こし、純粋にモジュール方式で構成された脳には不可能な柔軟性と可塑性をある程度可能にする、という仮説を立てている。

彼の主張によると、モジュール方式は視床――機能が固定し、インプットとアウトプットも固定している神経核の集まり――の特徴かもしれないが、勾配型の構成は大脳皮質に特徴的で、一次感覚野から連合野に、そして最高レベルの前頭葉へと上がるにつれて、どんどん顕著になっていく。このようにモジュール方式と勾配型は共存し、補完し合うことがありえる。

相貌失認症患者のいちばんの悩みは顔を見わけられないことだとしても、ほかにも特定の事柄を認識できないことが多い。オーリン・デヴィンスキーとマーサ・ファラーは、「果物」や「鳥」という大まかな分類は正しく認識できても、リンゴとナシ、ハトとカラスの区別ができない相貌失認症患者がいることに言及している。ジョーン・Cは同様の問題についてこう語った。「顔を見わけられないのと同じように、筆跡を見わけられません。つまり、何か目立つ特徴を認識したり、文脈のなかで考えたりすれば、筆跡サンプルを識別することはできるかもしれませんが、それ以外は無駄です。自分の筆跡さえも見わけられないことがあります」

相貌失認症は単に顔がわからないという問題ではなく、もっと一般的に、顔でも車でも鳥でも何でも、とにかく集合のなかの個体を区別できない障害の一面だと提唱する研究者もいる。

ヴァンダービルト大学のイザベル・ゴーチエのチームは、車の専門家のグループとベテランのバードウォッチャーのグループを対象にテストし、普通の被験者グループと比較した。そしてどのグループも、顔の写真を見るときは紡錘状顔領域が活性化することを発見した。しかし車の専門家の場合、特定の車を識別するように言われたときも活性化し、バードウォッチャーの場合、特定の鳥を識別するように言われたときも活性化した。紡錘状顔領域はもともと顔認識向けに調整されているが、訓練してほかの種類の個別アイテムを区別できるようになることもあるようだ（それなら、ベテランの野鳥観察者やカーマニアが不運にも相貌失認症になったとしたら、鳥や車を識別する能力も失うだろうと考えられる）。

脳は、特定の精神機能に欠かせない自律モジュールが集まっているだけではない。そのような機能的に特化した領域それぞれが、ほかの何十、何百という領域と相互作用する必要があり、それらが全体として統合されて、何千という楽器からなる非常に複雑なオーケストラのようなものを生み出す。そのオーケストラは自らを指揮していて、奏でられる楽譜やレパートリーは刻々と変化する。紡錘状顔領域は単独で働くのではなく、後頭葉から前頭前野まで広がる認知ネットワークの重要な結節点である。下部後頭部の顔領域が損なわれれば、紡錘状顔領域が無傷でも失顔症が生じるかもしれない。そしてジェーン・グドールや私自身のような中程度の相貌失認症患者は、繰り返し見たあと、とくによく知っている顔を識別できるようになる場合がある。これはおそらく、そうするために少し違う経路を使っているからか、あるいは訓練によって比較的弱い紡錘状顔領域をうまく使えるようになったからだろう。

何はさておき、顔認識の基盤となるのは、顔の視覚的側面——目や鼻などの造作と全体的な構成——を解析してほかと比べる能力だけでなく、その顔に関連する記憶、経験、感情を呼び起こす能力もある。パリスが強調しているように、特定の場所や顔の認識には特定の感情が伴い、つながりや意味が感じられる。純粋に視覚的な顔の認識が紡錘状顔領域とそこからの接続によってもたらされるのに対し、感情的な親しみはもっと高度な複合的レベルでもたらされる。そのレベルでは、記憶と感情の領域である海馬および扁桃体との密接なつながりがある。A・Hは脳卒中のあと、顔を識別する能力だけでなく親しみの感覚も失っていたわけで、どの顔もどの場所も初めてに見えて、繰り返し何度見てもそういう状態が続いたのだ。

認識は知識にもとづくものであり、親しみは感情にもとづくものであって、どちらも互いを必要としない。両者は異なる神経基盤をもっていて、切り離すことができる。したがって、相貌失認症では両方が失われても、状況によっては認識のない親しみ、または親しみのない認識をもつことがある。前者は既視感《デジャヴュ》で生じるものであり、デヴィンスキーが記述した顔に対する「過度の親しみ」もそうである。この場合、患者はバスや通りにいるみんなが「知っている」人に見えると思う傾向がある――全員を知っているわけがないとわかっていながら、近づいて昔なじみのように呼びかけることがあるのだ。私の父はつねにとても社交的で、何百人どころか何千人もの顔を見わけることができたが、九〇歳を過ぎると、人を「知っている」感覚が過剰になった。よくロンドンのウィグモアホールのコンサートに行って、休憩時間には見かける人みんなに「どこかでお会いしませんでした?」と声をかけていた。

カプグラ症候群の患者の場合、逆のことが起こる。彼らは人の顔を見わけられるが、感情的な親しみを覚えることはなくなる。夫や妻や子どもから、そういう特別な温かい親しみの気持ちが伝わってこないので、本物のはずがない、巧妙な偽者か替え玉に違いない、とカプグラ患者は主張する。相貌失認症の人には洞察力があり、認識の問題は自分の脳が原因だとわかっている。それに対してカプグラ症候群の人は、自分は完璧に正常であって、不思議なくらいひどい間違いをしているのは相手だという信念を曲げない。

Ａ・ＨやＰ氏のような後天性の相貌失認症患者は比較的まれで、たいていの神経科医は出会うとしても一生に一人か二人だろう。私のような先天性相貌失認症（「発達性」相貌失認症とも呼ばれる）のほうがよくあるが、それでもやはり、ほとんどの神経科医にまったく認識されていない。生まれたときから相貌失認症をわずらっているヘザー・セラーズはこのことについて、二〇〇七年の自伝エッセイに書いている。「私は夫の子どもたちの顔を覚えられなかった。……スーパーで［夫だと］思って違う男性を抱きしめてしまった。……一〇年たっても相変わらず同僚が誰だかわからない。……ご近所さんに自己紹介ばかりしている」。自分の問題について二人の神経科医に別々に相談したところ、二人ともそういう症例を見たことがなく、「とても珍しい」と言った[12]。

視覚失認症に関して書いている著名な神経学者から、ごく最近まで先天性相貌失認症については聞いたこともなかったと打ち明けられた。しかしこれは必ずしも驚くべきことではない。というのも、先天性相貌失認症を抱えている人たちは一般に、神経科医に自分の「問題」を相談しない。生まれたときから色覚障害がある人が、眼科医にそのことを訴えないのと同じだ。そういうものなのだ。

しかし、知覚の研究をしているハーバード大学のケン・ナカヤマは前々から、相貌失認症は比較的よくあるのに、報告が実際より少ないのではないかと思っていた。一九九九年、研究仲間であるロンドン大学のブラッド・デュケインとともに、インターネットを使って失顔症の被験者を探し始めたところ、驚くほどの反応が返ってきた。彼らは現在、軽度からひどく深刻なものまで、さまざまな先天性相貌失認症の患者を調査している[13]。

生まれつき相貌失認症をわずらっている人の脳に大きな病変はないが、ルチア・ガリードのチームによる最近の研究によって、脳の顔認識領域にわずかだがはっきりわかる変化が起きていることが明らかになっている。この症状は家族性の傾向もある。デュケインとナカヤマのチームは、家族のうち一〇人——両親と八人の子どものうちの七人（八人目は検査ができなかった）と母方のおじ——に症状がある例を記述している。

ナカヤマとデュケインは、顔と場所を認識する神経基盤を探究し、遺伝子から大脳皮質まであらゆるレベルにおいて新たな理解と見識を築いている。さらに彼らは発達性相貌失認症と地理失認症がもつ心理的影響と社会的重要性——このような疾患が複雑な社会と都市文化のなかで生きる個人に引き起こしかねない特殊な問題——も研究している。

認識能力の範囲は正方向にも広がるようだ。ラッセルとデュケインとナカヤマは、「スーパー・レコグナイザー（超認識者）」について記述している。一度見かけた顔をほぼすべて確実に記憶していそうな人など、並はずれて優れた顔認識能力をもつ人たちである。私に手紙をくれたアレクサンドラ・リンチは、人の顔を覚える尋常でない能力があるのだと、次のように説明している。

昨日もまた起こりました。ソーホーで地下鉄の駅に降りていく途中、五メートル先にいる人（振り向いて友だちと親しげに話していました）が、知っている人か会ったことがある人だとわかりました。今回、その人は家族ぐるみの友人の家に出入りしていた美術商のマックです。彼を最後に（ちょっとだけ）見かけたのは二年前、ミッドタウンの広場でした。一〇年以上前に紹介されたときのほかに、彼と話したことがあるかどうかもさだかではありません。
　こういうことは私の生活の切っても切れない部分です。誰かをちらりと見かけて、何の努力もせずに、パッと誰の顔だかわかるのです――そうだ、あれは去年イーストビレッジのバーでワインを出してくれた女の子だ、といった具合です（そのときも、見かけたのはまったく違う地域で、日中ではなく夜でした）。確かに私は人が大好きで、人間らしさや多様性に大賛成です……が、自分の知る限り、アイスクリームの売り子や、靴屋の店員や、友だちの友だちの友だちの身体的特徴を、記録しようとはしていません。顔のほんの一部でも、たそがれ時に二ブロック先にいる人の歩き方でも、それと合致するものに記憶が絞り込まれることがあるのです。

ラッセルらによると、超認識者は「多くの［生まれつきの］相貌失認症患者が悪いのと同じだけ良い」――つまり、超認識者が平均より標準偏差の二から三倍くらい上なのに対して、もっとも重い相貌失認症患者の顔認識能力は、平均より標準偏差の二から三倍くらい下なのだ。このように、顔認識能力がもっとも高い人ともっとも低い人との差は、ＩＱ一五〇の人とＩＱ五〇の人との差に相当し、ほかの人たちがそのあいだのあらゆるレベルを埋めている。どんな釣鐘曲線もそうだが、大多数の人は中間のどこかにいる。

深刻な先天性相貌失認症をわずらっている人は、少なくとも人口の二パーセントいると推定される――米国だけで六〇〇万人に上る（顔の認識は明らかに平均以下だが、深刻な失顔症というほどではない人の割合ははるかに高く、おそらく一〇パーセントだろう）。夫、妻、子ども、先生、同僚を見わけられない人たちは、いまだに公の認定や一般の理解を得られていない。人口の五から一〇パーセントがわずらっている難読症も、神経学的には少数派の疾患だが、状況は対照的だ。難読症の子どもが抱える特殊な障害と、たいていもっている特殊な能力を、教師などが認識するようになっていて、彼らのための教育戦略や援助を提供し始めている。

しかし今のところ、さまざまな程度の失顔症を抱える人々は、普通ではないが決してまれではない自分の病気について人に教えることから始めて、自分の創意工夫と戦略に頼らざるをえない。それでも、相貌失認症はしだいに本やウェブサイトや支援グループの話題になっていて、そういう場では、失顔症や地理失認症に悩む人々が経験を共有できるほか、さらに重要なこととして、通常の「自動的」メカニズムに障害があるとき、顔と場所を認識するための戦略を教え合うことができる。

ケン・ナカヤマは相貌失認症の科学的理解を進めるために多大な貢献をしているだけでなく、身をもってそれを知っているので、次のような告知をオフィスとウェブサイトに出している。

最近目が悪くなり、軽い相貌失認症と相まって、知っているはずの人を認識するのが難しくなってきています。私に会ったらどうぞ名前を名乗ってください。ご協力ありがとうございます。

（注1）これは誇張だ——私は両親や兄弟の顔はすんなりわかる。ただし、大勢の親せきについてはそれほどうまくいかず、写真を見ていて完全にわけがわからなくなることもあった。私にはおばやおじが大勢いて、『タングステンおじさん』を出版したとき、ハードカバー版では「タングステンおじさん」として間違って認識していた別のおじの写真を選んでしまった。これにはおじの家族が憤慨してあきれ返り、「なんだってそんな間違いをしたんだ？　二人はまったく似ていないのに」と言っていた（ペーパーバック版で間違いを訂正した）。

（注２）ほかの二人の兄は正常な顔の認識力があるようだった。開業医だった父はとても社交的で、自分が診た何千人という患者は言うにおよばず、大勢の人を知っていた。それにひきかえ私の母は、病的なまでに内気だった。親しい人は少数――家族と同僚――で、大勢の集まりではひどく落ち着きがなかった。振り返ってみると、彼女の「内気さ」は軽い相貌失認症のせいだったかもしれないと思えてくる。

（注３）失顔症に対するもっとも驚くべき独創的な反応――「代償」という言葉は不適切に思える――は、画家のチャック・クロースのそれである。彼は顔の巨大なポートレートで有名だ。クロース自身、生まれつき重い相貌失認症を抱えている。しかしそのことが、彼のユニークな芸術家としての想像力を駆り立てるうえで重要な役割を果たしたと、本人は考えている。「誰が誰だかわからないし、現実の空間にいる人の記憶は基本的にまったくないが、写真のなかで平らにすると、そのイメージをある程度記憶に収められる。平らなものについては、ほぼ正確な記憶力と言えるものが私にはある」と言っている。

（注４）軽度の色覚障害や立体視障害も同様である。たとえば所定の眼科検診や運転免許の検査で、このような「欠陥」が明らかになるまで、自覚がなくて自分は正常だと思っている可能性もある。

（注５）かつて『妻を帽子とまちがえた男』についてラジオでインタビューを受けているとき、リスナーが電話をかけてきて「私も妻を見わけられません」と話してくれた（原因は脳腫瘍なのだとも言った）。私はレスター・Ｃを診察する段取りをつけ、彼の体験についてさらに詳しいことを知った。

レスターは人を見わけるさまざまな戦略を見つけていたが、顔の美しさがわからないことに苦痛を感じると話してくれた。腫瘍ができる前は「女性を見る目」があったのだという。今では美人を判断するのに、七つの基準

（目の色、鼻の形、対称性など）を設けてそれぞれを一〇点満点で採点するという、間接的な方法をとらなくてはならない。この方法なら、彼が言うところの美人に対する「心のヒストグラム」をつくることができる。しかしそのようなヒストグラムは役に立たず、以前のような直接的または直感的な美人の判定とは、笑ってしまうくらい食い違うことに、彼はすぐに気づいた。

ほとんどの相貌失認症患者は顔の表情には敏感なので、顔そのものを識別できなくても、幸せそうか悲しそうか、親しげか冷淡かは、ひと目でわかる。その逆もある。アントニオ・ダマシオは、扁桃体（感情の認知や感知にとって重要な脳の部位）に損傷を受けた人々が、たとえ正常に顔を認識できても、顔を「読む」こと、すなわち感情表現を判断することができない場合があることを記述している。自閉症者がそうなることもある。アスペルガー症候群を抱えるテンプル・グランディンは言っている。「人の顔の大まかな表情はわかるが、微妙な手がかりをとらえられない。五〇歳のときにサイモン・バロン＝コーエンの『自閉症とマインド・ブラインドネス』を読んではじめて、人は目で合図することを知った」（テンプルは「視覚型思考者」であり、複雑な技術的問題をやすやすと視覚化できるが、顔の認識については平均より上でも下でもないようだ）。

社会と接触できないことは統合失調症の中心的問題でもあり、ヨンウク・シンらは、統合失調症患者が顔の表情を読み取れないだけでなく、顔の認識も困難であることを示す予備段階の結果を得ている。

（注６）ガルは客観的な関連要因を提示しようと決意して、さらに研究を進め、「頭蓋骨検査法」と名づけた手法を使って、個人の頭骨の形や隆起とその人の人格や精神的能力の相関関係を示そうとした。教え子の一人、ヨハン・シュプルツハイムはさらにこの考えを「骨相学」として広めた。この擬似科学は一九世紀初期に大変な注

目を集め、ロンブローゾの犯罪人相学理論に影響を与えた。シュプルツハイムとロンブローゾの研究は信用を失って久しいが、脳内の局在性というガルの考えは後々まで影響をおよぼした。

（注7）一八六九年、ヒューリングス・ジャクソンがこの問題についてブローカと議論し、「発話をだめにする損傷の場所を突き止めることと、発話の場所を突き止めることは違う」と主張した。一般にジャクソンはこの議論に負けたと考えられているが、心中に含むところがあったのは彼だけではなかった。フロイトは一八九一年の著書『失語症について（*On Aphasia*）』で、言語を使うには脳のさまざまな関連部位が必要であり、ブローカ野は広大な脳ネットワークの結節点の一つにすぎないと提唱している。神経学者のヘンリー・ヘッドは、一九二六年の画期的論文『失語症および同類の発話障害（*Aphasia and Kindred Disorders of Speech*）』のなかで、一九世紀の失語症学者を「ダイアグラム作成者」と呼んで激しく糾弾した。ヘッドはヒューリングス・ジャクソンやフロイトと同じように、発話に対するもっと総合的な考え方を主張した。

（注8）現在の神経科学で当然とされていることの多くは、グロスがこの研究を始めたときには、あまり明確になっていなかった。一九六〇年代後半になっても、視覚野は後頭葉の主要位置の外には広がっていないと一般に信じられていた（現在は広がっていることが知られている）。特定カテゴリーの物――顔、手など――の表象と認識が、個々の神経細胞または神経細胞群に依存していることはありえないし、ばかげた考えとさえ思われていた。その考えをジェローム・レトヴィンは「おばあさん細胞」についての有名なコメントでユーモアたっぷりにあざ笑っている。したがってグロスによる初期の発見はほとんど注目されず、一九八〇年代になってようやく、ほかの研究者によって確かめられ、さらに展開された。

（注９）彼らによると、異なる下部側頭葉の細胞はそれぞれ「異なる顔のパーツとパーツ間の相互関係に選択的に反応し、同じ細胞が異なる顔のパーツの組み合わせに最大の反応を示すこともある。したがって、顔の形を検出するための唯一の青写真はない。……このような造作のとらえ方の多様性が、顔を表現する豊かな語彙を脳にもたらし、［下部側頭葉の］小さい領域にさえ、高次元パラメーター空間がコード化される可能性があることを示している」。

（注10）コッホとフリードらは自分たちの研究について数多くの論文を発表しており、ここでとくに関連するものとして Quian Quiroga et al., 2005 と 2009 が挙げられる。

（注11）しかし杉田陽一の指摘によると、少なくとも幼少期には、この絞り込みは経験によって簡単に元に戻るという。

（注12）先天性相貌失認症は現代の医師にはあまり知られていないが、医学文献には一八四四年に早くも登場している。イギリス人医師のＡ・Ｌ・ウィガンが患者の一人について、次のように記述しているのだ。

中年の男性が……顔をまったく覚えられないことを私に嘆いた。人と一時間も会話をしても、一日おくと、その人を見わけることができないのだ。仕事上の取引をしたことのある友人でさえ、会ったことがあることに気づかなかった。市民の信用を築くことが欠かせない職業に従事していた彼は、この不運な障害のせいで救いようのないみじめな生活を送る羽目に陥り、人の気分を損ねては謝罪することに時間を費やしていた。彼はどんなものも心に描くことがまったくできず、声を聞いてはじめて、ずっと親交のある人だとわかる。……障害を認めることが、友だちを遠ざけてしまうような不幸な結果を招かないための最善策だと、彼を説得しようとしたが無駄だった。できることなら隠しておこうと断固決意していて、目だけの問題ではないと納得させるのは不可能だった。

（注13）データは www.faceblind.org で入手できる。

ステレオ・スー

二世紀にガレノスが、その一三世紀後にダ・ヴィンチが、左右の目の受け取る像が少し違うことに気づいたが、二人ともその違いの重要性を十分にわかっていなかった。一八三〇年代に入ってようやく、若き物理学者チャールズ・ホイートストンが、脳は何らかのかたちで二つの像を自動的に無意識に融合するが、実は二つの網膜像の差は、奥行きの知覚を生み出す脳の不思議な力にとって、きわめて重要なのではないかと考え始めた。

ホイートストンが自分の推測の正しさを確認するために行なった実験の手法は、シンプルでありながら見事だった。立体物を左右の目でわずかに違う角度から見た絵を二枚一組で何組か用意し、鏡を使って右目には右からの絵、左目には左からの絵しか見えないようにする装置、すなわち立体鏡を設計したのだ。彼はそれをギリシャ語で「立体で見る」を意味するステレオスコープと呼んだ。ステレオスコープをのぞき込むと、二枚の平たい絵が融合し、空間に浮かぶ一枚の三次元画になる。

（立体的な奥行きを見るのに立体鏡は必要ない。そのような絵を「自由に融合」する方法を会得するのは、たいていの人にとって比較的容易だ。両方の眼球を外に向けたり内に向けたりすればいい。そのため、立体視がもっと何世紀も前に発見されなかったのが不思議である。デーヴィッド・ヒューベルが述べているように、紀元前三世紀にユークリッドかアルキメデスが、砂に立体図を描いて立体視を発見した可能性もある。しかし私たちの知る限り、彼らは発見しなかった）。

一八三八年にホイートストンが立体鏡を説明する論文を書いたわずか数カ月後、写真術が発明され、立体写真はあっという間に普及した。[1] ヴィクトリア女王がクリスタルパレスの博覧会で立体鏡を称賛すると、彼女に一台献上され、間もなくヴィクトリア朝のお屋敷の客間はすべて立体鏡が備えられることになった。一九世紀末までに、立体鏡が小型化して廉価になり、写真印刷が容易になり、さらに立体写真場までできて、ほとんどのヨーロッパ人やアメリカ人は立体写真のビューアーを利用できるようになった。

立体写真では、パリやロンドンの歴史的建造物も、ナイアガラの滝やアルプス山脈のような素晴らしい自然の風景も、堂々とした風格と深みをそのままに見ることができる。それは不思議なほど真に迫っていて、まるで本物の背景の上に浮かび上がっているかのように感じられた。[2]

一八六一年、《アトランティック・マンスリー》誌に載ったいくつかの立体鏡に関する記事の一つで、オリヴァー・ウェンデル・ホームズ（廉価な手持ちサイズのホームズ式ステレオビューアーを発明した人物）は、この摩訶不思議な奥行きの錯覚で人々は特別な喜びを味わっているようだと述べている。

周囲のものをシャットアウトし、すべての注意を集中させることで……夢のような高揚感が生まれ……自分の体を離れて、亡霊のように次から次へと不思議な場面へと入っていくように思える。

もちろん、奥行きを判断する方法は立体視のほかにもいろいろある。遠くの物体が近くの物体によってさえぎられるオクルージョン、遠近法（平行な線が遠ざかるにつれて収束し、遠くにある物は小さく見える）、陰影（物の形の輪郭を描く）、「空気」遠近法（あいだにある空気によって遠くの物がかすんで青っぽくなる）、そしていちばん重要なのが、運動視差——私たちが世界を動き回ると生じる空間関係の見かけの変化——である。これらの手がかりすべてが組み合わさって、現実感、空間感覚、そして奥行きの感覚をもたらすことができる。しかし実際に奥行きを知覚する——判断するのではなく見る——方法は、両眼立体視だけである。(3)

一九三〇年代、私が子どものときに住んでいたロンドンの家には、立体鏡が二台あった。ガラスのスライドを入れる大きくて旧式の木製のものと、ボール紙の立体写真を入れる小型の手持ちタイプである。二色アナグリフの本もあった——これは赤と緑で印刷された立体写真で、レンズの片方が赤で片方が緑の眼鏡をかけて見ると、うまい具合にそれぞれの視野が制限されて、それぞれの目に一方の画像だけが見えるようになっている。

そういうわけで、私は一〇歳で写真に夢中になった。もちろん、自分で立体写真をつくりたかったからだ。やり方は簡単。露出と露出のあいだにカメラを、両目のあいだの距離と同じ六センチくらい、水平に動かせばいい（二枚一組の立体写真を同時に撮るダブルレンズの立体カメラは、まだもっていなかった）。

ホイートストンが二枚の画像の差を大きくしたり逆転させたりすることで、立体鏡の効果を探究した話を読んでからは、その実験も始めた。まず、二枚の写真を撮るときのカメラの距離をどんどん広げ、それから、長さ九〇センチくらいのボール紙の筒と四枚の小さい鏡を使って、ハイパー立体鏡をつくった。これで私は事実上、目と目が九〇センチ離れている生きものになれたのだ。ハイパー立体鏡をとおして見ると、たとえば聖パウロ大聖堂の丸屋根のように、普段は地平線上の平たい半円に見えるはるか遠くの物体が、丸みを帯びてこちらに向かって突き出ているように見える。私は「スードスコープ（逆さ眼鏡）」をつくる実験もした。この装置は、右目と左目の視野を入れ替えて立体効果をある程度逆転させるもので、遠くにある物体が近くのものより近くに見え、顔がくぼんだ仮面になる。当然これは、遠近法やオクルージョンなどほかの奥行き手がかりだけでなく、常識とも矛盾する。像が凸から凹へ、凹から凸へ、急に入れ替わることもあり、脳が二つの対立する仮説を融和させようと奮闘するあいだ、見当識を失うような奇妙な経験をする。(4)

第二次世界大戦後、新しい技術を使った新しい形の立体鏡が広まった。ビューマスターと呼ばれるプラスチック製の小型立体鏡は、小さいスライドが貼られたリールと呼ばれる円盤を入れ、レバーを押してスライドを送っていくものだ。当時、私が遠いアメリカにあこがれたのは、アメリカ西部や南西部の壮大な景色を映したビューマスターのスライドのせいもあった。

ポラロイド・ベクトグラフも登場した。こちらは立体画像を互いに直角に偏光させるもので、同じく直角に偏光させるレンズを使った特別な眼鏡をかけて見ると、左目は左の像、右目は右の像だけを見るようになっている。このベクトグラフは、赤と緑のアナグリフとは違ってフルカラーになるので、特別な魅力があった。

次に出たレンチキュラー立体写真は、二つの画像が細長い帯に交互に並べて印刷され、畝《うね》のある透明プラスチックで覆われている。プラスチック上の畝が画像セットをそれぞれ対応する目に伝える働きをするので、特別な眼鏡が必要ない。私がレンチキュラー立体写真を初めて見たのは戦後のロンドンの地下鉄のなかで、たまたまメイデンフォームのブラジャーの広告だった。私はメイデンフォームに手紙を書いて、その広告を一枚もらえないかと頼んだが、返事はなかった。手紙の主はただの立体写真好きではなく、セックスのことしか頭にないティーンエージャーだと思われたに違いない。

そして一九五〇年代初めについに、二色眼鏡や偏光眼鏡をかけて見る3Ｄ映画が登場した（たとえば蠟人形館のホラー映画『肉の蠟人形』）。映画としてひどいものもあったが、『地獄の対決』のように、立体撮影技術を控えめかつ絶妙に用いた、とても美しいものもある。

私は長年にわたって立体写真と立体鏡に関する本を集めている。ニューヨーク・ステレオスコープ協会の熱心な会員になり、その会合でほかの立体写真マニアに出会った。私たち立体写真ファンは、立体写真雑誌を定期購読し、立体写真会議に出席する人もいる。とくに熱心な人は立体カメラを携えて、「立体写真の週末」に出かける。たいていの人は立体視が視覚世界に何をもたらすのか、とくに意識していないが、私たちはそれを大いに楽しむ。片目を閉じても大きな違いに気づかない人もいるかもしれないが、私たち立体写真好きは、大きな変化をはっきり意識する。突然、世界が広さと奥行きを失い、トランプのようにぺらぺらになるからだ。ひょっとすると私たちはほかの人たちより立体視力がいいのかもしれないし、私たちが住む世界は主観的に奥行きが深いのかもしれない。あるいは、色や形に敏感な人がいるのに対して、私たちは奥行きのほうに敏感なだけかもしれない。私たちは立体視がどう作用するのかを理解したい。これはささいな問題ではない。なぜなら、立体視を理解できれば、単純かつ見事な視覚の策略だけでなく、視覚認識の本質と意識そのものについても、いくらか理解することができるからである。

人はかなりの期間、片目が使えなくなってはじめて、片目がないと生活がどれだけ変わるかを知る。六八歳の引退した小児眼科医、ポール・ロマーノは、季刊誌《両眼視と斜視》に、自分の話を詳述している。彼は重い眼出血を起こし、それが原因で片目の視力をほぼすべて失った。単眼視になった翌日は、「品物は見えるが、見わけられないことが多い。物理的な位置の記憶力を失っている。……オフィスはごちゃごちゃだ。……世界が二次元になってしまったので、どこに何があるのかわからない」。

次の日は、こう書いている。「単眼視ではものごとが両眼視だったときとまったく違う。……皿の上の肉を切るにしても、切り取りたい脂身と軟骨がわかりにくい。……二次元しかないと、脂身や軟骨だと認識できない」

ほぼ一カ月後、ぎこちなさはなくなりつつあったが、それでもロマーノ医師は大きな喪失感を覚えていた。

通常のスピードで運転すると運動立体視が失った奥行き知覚の代わりになるが、空間における方向感覚がなくなった。空間や世界のなかで自分が正確にどこにいるかの感覚が、以前はあったのに今はない。以前、北はこちらだった——今ではどこなのかわからない。……位置を推測する力がなくなったのは確かだ。

三五日後に彼が出した結論は、「単眼視への適応が日増しによくなっていても、これからの人生をこんなふうに過ごすことは考えられない。……両眼立体視による奥行き知覚は、単なる視覚の現象ではない。それは生き方なのだ。……二次元世界での生活は、三次元世界のそれとはまったく違っていて、その質ははるかに劣っている」。何週間も過ぎるうちに、ロマーノ医師は単眼視の世界に慣れていったが、九カ月後、とうとう立体視を取り戻して深く安堵した。
一九七〇年代、私自身も立体視を失う経験をした。四頭筋腱断裂のために手術を受けたあと、ロンドンの病院の窓がない狭い部屋をあてがわれたときのことだ。その部屋は刑務所の独房と変わらないくらいの狭さで、見舞い客は文句を言ったが、私はすぐに慣れ、その部屋で過ごすのが楽しくさえなった。視野が限られていたことの影響は、あとになってはじめてわかった。私はそのことを『左足をとりもどすまで』にこう書いている。

狭苦しい小部屋で二〇日間過ごしたあと、新しい広々した部屋に移された。大喜びでくつろいでいると、突然、ひどく妙なことに気づいた。近くにあるものはすべて、立体感、広がり、奥行きがきちんとあるのに、遠くのものはすべてまっ平らなのだ。開け放ったドアの向こうには、向かいの病室のドアがあり、その奥に患者が車いすにすわっていて、その人のうしろの窓台には花を活けた花瓶があって、その向こうには通りをはさんで向かいの家の切り妻窓が見える。距離にして六〇メートルくらいのあいだにあるものすべてが……空中に浮かぶ巨大なカラー写真のようで、色鮮やかに細かいところまで見えるのに、完全に平らなのだ。

狭い空間にたった三週間いただけで、立体視と空間判断力がそれほど変わりうることを、私はまったく知らなかった。私自身の立体視覚はおよそ二時間後に突然戻ったが、もっとはるかに長い期間閉じ込められている囚人はどうなるのだろうと思った。遠点までの距離が二メートル前後しかないほど鬱蒼《うっそう》とした雨林に住んでいる人々の話を聞いたことがある。彼らは森から連れ出されると、一メートル以上の空間や距離の概念も知覚もほとんどないので、遠くの山頂に手を伸ばして触ろうとするそうだ。(5)

私は神経科の研修医だった一九六〇年代初め、視覚の神経機構に関するデーヴィッド・ヒューベルとトルステン・ウィーセルの画期的な論文を読んだ。のちにノーベル賞を獲得した彼らの研究は、哺乳類がどうやって見ることを覚えるのか、とくに、初期の視覚体験が正常な視覚に必要な脳内の特別な細胞や機構の発達にとってどれだけ重要かについて、私たちの理解を根底から覆した。その特別な細胞や機構には、網膜視差から奥行きの感覚を組み立てるのに必要な、視覚野の両眼視細胞も含まれる。ヒューベルとウィーセルは、先天的疾患（たとえばシャムネコに多い生まれつきの内斜視）によって、あるいは実験（被験動物が外斜視になるように眼球につながる筋肉を切断）によって、正常な両眼視が不可能になった場合、この両眼視細胞が発達せず、その動物は恒久的に立体視ができないことを示した。同様の症状——総称して斜視——はかなりの数の人々に見られ、ごくわずかなので注意を引かない異常でも、立体視の発達を妨げるには十分なこともある。

おそらく人口の五から一〇パーセントは、何らかの理由で立体視覚がほとんど、またはまったくないが、そのことを自覚していないことが多く、眼科医や検眼医による入念な検査ではじめて知る場合もある。[6] しかし、立体視覚がないにもかかわらず、視覚と運動を協調させる妙技をやってのける人の報告は数多い。一九三〇年代にはチャールズ・リンドバーグと同じくらい有名だったウィリー・ポストが、初の世界一周単独飛行を行なったのは、二〇代半ばに片目を失ったあとのことだ（彼はさらに高空飛行のパイオニアとなり、与圧飛行服を発明した）。片目が見えないプロスポーツ選手は大勢いるし、著名な眼科外科医も少なくとも一人いる。

すべての立体視障害者がパイロットや世界一流のアスリートではなく、奥行き判断ができない、針に糸を通せない、あるいは運転ができない人もいるだろう――が、一般的には、単眼手がかりだけを使って申し分なくやっていける。[7] 立体視を経験したことがなく、なくてもうまくやっている人にとって、なぜそのことを気にする必要があるのか理解しがたいかもしれない。映画製作者のエロル・モリスは生まれつき斜視で、のちに片方の目の視力をほぼすべて失ったが、自分は完璧にうまくやっていると思っている。「物が3Dで見えていますよ」と彼は言う。「必要なときは頭を動かします――それで視差は十分です。世界が平らに見えることはありません」。立体視は単なる「小道具」だと考えていて、私がそれに興味をもっているのは「変だ」と笑った。[8]

私は彼と議論し、立体視の特性や美しさを詳しく話そうとした。しかし立体視覚のない人に、立体視がどういうものか伝えることはできない。立体視の主観的性質、いわゆる感覚質《クオリア》は独特であり、色と同じくらい驚異的なものだ。単眼視の人がいかにうまく正常な活動をしていても、少なくともこの意味においては、その人には完全に欠けているものがある。

そして立体視は、生きるための戦略として、さまざまな動物にとってきわめて重要である。捕食動物は一般に目が前を向いていて、両目の視野がかなり重なっている。対照的に、被捕食動物は頭の両側に目がついている傾向があり、全景が見えるので、危険が後ろから来ても察知できる。シュモクザメはぞっとする捕食動物だが、その理由の一つは、奇妙な頭の形のせいで前を向いている目が大きく離れていることにある――シュモクザメは生きているハイパー立体鏡なのだ。驚異的な戦略はコウイカにも見られる。両目の間隔が開いているおかげで、普段はかなり広い範囲を見ることができるが、攻撃しようとするときは、特殊な筋肉機構によってその目を前に回転させることで、敵を殺そうと触腕を突き出すために必要な両眼視が可能になる(9)。

私たちのような霊長類の場合、前を向いている目にはほかの機能がある。キツネザルの大きくて間隔の狭い目は、暗くて鬱蒼とした複雑な木々の葉をはっきり見るのに役立つ。頭を動かさないでいる場合、立体視覚がなければそれを区別するのはほぼ不可能だ。錯覚や目くらましに満ちたジャングルのなかで、立体視は擬態を見抜くために必要不可欠である。もっと活動的な側面を言えば、テナガザルのような空中曲芸師にとって、立体視による特別な力がなければ枝から枝へと飛び移るのは至難だろう。独眼のテナガザルはあまりうまくやっていけないかもしれない――同じことが独眼のサメやコウイカにも言えるだろう。

そのような動物は立体視から大きな利益を得ているが、代償も払っている。全景が見える視界は犠牲になり、両目を協調させて位置をそろえる特別な神経と筋肉の機構が必要とされるうえ、何よりも、二つの視像の差から奥行きを計算するための特別な脳の機構を発達させなくてはならない。したがって、立体視覚がなくても何とかやっていけるどころか、それで得をしている人間がいるとしても、本来、立体視は決して小道具ではない。

二〇〇四年一二月、私はスー・バリーという女性から思いがけず手紙をもらった。私たちは一九九六年にケープ・カナヴェラルで催されたシャトル打ち上げの壮行パーティーで会っていた（彼女の夫のダンは宇宙飛行士なのだ）。そのとき、世界を経験する方法はいろいろあることについて話をした。たとえば、ダンをはじめ宇宙飛行士たちは、宇宙の極微重力状態で方向感覚を失う、つまりどちらが「上」でどちらが「下」かわからなくなるので、それに適応する方法を見つけなくてはならない。そのあとスーは、自分の視覚世界について話してくれた。彼女は生まれつき斜視で両目が協調して働かないため、片目ずつで世界を見ていて、左右を素早く無意識に交替させているというのだ。彼女にとって何か不利なことがあるかと私が訊くと、いいえと彼女は答えた。完璧にうまくやっていて、車の運転はするし、ソフトボールもできるし、ほかの人がやることは何でもできた。ほかの人たちのように奥行きをじかに見ることはできないかもしれないが、ほかの手がかりを使って、同じようにうまく判断できるのだ。

私はスーに、立体視覚で見たら世界はどんなふうに見えるか想像できるかと訊いた。ええ、できると思う、と彼女は言った。何しろ彼女は神経生物学の専門家であり、ヒューベルとウィーセルの論文をはじめ、視覚過程や両眼視や立体視に関する文献をたくさん読んでいた。この知識のおかげで自分に欠けているものを特別鋭く見通せると、彼女は思っていた。立体視を経験したことがなくても、それがどんな感じに違いないかはわかっている、と。

しかし、私と彼女が初めて会話してから九年近くたって、彼女はその質問について私に手紙を書かないわけにはいかないと感じたのだ。

両目で見たら世界がどんなふうに見えるか想像できるかと訊かれて、できると思うと私は答えました。……でも私は間違っていました。

彼女がそう言えるのは、今では彼女には立体視覚があるからだ——そしてそれは彼女の想像を超えていた。彼女は自分の視覚の病歴についても詳しく教えてくれた。まずは彼女が生まれて数カ月後、斜視であることに両親が気づいたときのことだった。

医者は両親に、私が成長すれば異常はなくなるだろうと言いました。当時それが最善のアドバイスだったのかもしれません。デーヴィッド・ヒューベルとトルステン・ウィーセルが、視覚の発達、臨界期、そして斜視の子ネコについての画期的な論文を発表する一一年も前の、一九五四年のことですから。今日なら、外科医は斜視の子どもの目を「臨界期」のあいだにそろえ直します……両眼視と立体視を維持させるために。両眼視は両目がきちんとそろっているかどうかで決まります。一般的な定説によると、生後一、二年以内にそろえ直さなくてはなりません。手術がそれより遅いと、すでに脳が両眼視を妨げるような配線を自らつくってしまうのです。

確かにスーは斜視を矯正するための手術を、最初は二歳のときに右目の筋肉に、それから左目の筋肉に、そして七歳のときにようやく両目に受けていた。九歳のとき担当医から、「飛行機の操縦以外、正常な視覚をもつ人ができることは何でもできる」と言われた（ウィリー・ポストのことはどうやら一九六〇年代までに忘れ去られていたようだ）。彼女はちょっと見にはもう斜視には見えなかったが、本人は自分の目がやはり連携していないことや、何か欠けているものがあることをうすうす感じていたが、それが何かを特定することはできなかった。「私には両眼視力がないのだとは誰も言ってくれませんでしたし、その事実を知らないまま大学二年まで幸せに過ごしていました」。そして彼女は大学で神経生理学の講座をとった。

教授は視覚野の発達、眼球優位コラム、単眼視と両眼視、さらに人為的に斜視にされて育てられた子ネコを使った実験について説明しました。そして、そのネコたちはおそらく両眼視力と立体視力に欠けていただろうと話したのです。私は完全に打ちのめされました。私にはできない世界の見方があるとはまったく知りませんでしたから。

最初の驚愕のあと、スーは自分の立体視覚を調べ始めた。

図書館に行き、科学論文を苦労しながら読みあさりました。見つけられる限りあらゆる立体視覚の検査を試したところ、すべて不合格でした。ビューマスターをのぞくと三次元画像が見えるはずだということも知りました。三回目の手術のあとにもらったオモチャの立体鏡です。両親の家でその古いオモチャを見つけましたが、三次元画像は見えませんでした。そのオモチャを試したほかの人はみんな見えたのに。

この時点で、スーは両眼視力を獲得できる治療法はあるのだろうかと考えたが、「視能療法を試みるのは時間とお金の無駄だと医者に言われました。とにかく遅すぎたのです。二歳までに目の向きをきちんとそろえなければ、両眼視を発達させることはできません。視覚の発達と初期の臨界期に関するヒューベルとウィーセルの研究を読んでいましたから、医者の助言を受け入れました」。

二五年が過ぎ、そのあいだにスーは結婚して子育てをしながら、神経生物学研究の道を邁進《まいしん》した。車の運転で苦労する――高速道路への入り口で合流するとき、近づいてくる車のスピードの見当がつかないと感じる――こともあったが、全般的には単眼視で空間と距離を判断するやり方で、非常にうまくやっていた。たまに、両眼視の人たちをからかうことさえあった。

テニスのレッスンをベテランのプロから受けていました。ある日、眼帯を着けて片目だけでボールを打ってみてほしいと、お願いしてみました。彼に向かって空中に高く浮くボールを打ち、お手並みを拝見していると、その優秀なアスリートが完全に空振りしたのです。彼はいらついて、眼帯をむしり取って放り投げました。申し訳ない気がしますが、私は彼がまごつくのを見て楽しんでいました。両眼のスポーツ選手全員に対する復讐のようなものです。

しかしスーが四〇代後半になったとき、新たな問題がもち上がった。

だんだんに遠くが見えにくくなってきました。目の筋肉が疲れやすくなっただけでなく、遠くを見ると世界がゆらゆらして見えるのです。通りの看板の文字に焦点を合わせたり、人が近づいているのか遠ざかっているのか区別したりするのが難しく感じられました。……それと同時に、遠くを見るために使っていた眼鏡をかけると近くが見えなくなりました。教室で、講義用のノートを読むことと学生を見ることが同時にできません。……遠近両用か多焦点のレンズにするべき時なのだと決断しました。そこで、視力を改善するための多焦点レンズを処方してくれるだけでなく、眼筋を強くする目の運動も教えてくれる目医者を見つけようと決めました。

スーが相談した発達検眼医のテレサ・ルッジェーロ医師は、彼女の目に斜視の手術の後に起こりがちなさまざまなかたちのアンバランスが生じているために、何十年もまあまあだった視力が、徐々に弱ってきていることに気づいた。

ルッジェーロ先生は、私が世界を片目で見ていることを確認しました。私が両目を一緒に使っているのは顔から五センチ以内を見るときだけでした。物を左目だけで見ているときはつねに、その場所の目測を誤っていると、先生は言いました。そしてもっとも重要なこととして、私の両目が垂直方向にずれていることを発見したのです。左目の視野が右目より約三度上でした。ルッジェーロ先生は右のレンズの前に、右目の視野全体を上に向けるプリズムを置きました。……プリズムなしだと、部屋の反対側にあるコンピューター画面の視力検査表は、文字がゆらゆらして読むのに苦労しました。プリズムがあると、ゆらゆらがぐんと減るのです。

（スーがのちに説明したところによると、「ゆらゆら」という言葉は控えめすぎだったかもしれない。それは夏の日中に見られるかげろうのようなゆらゆらではなく、むしろ、一秒に何回も揺れる目まいがしそうな高速振動だったという）。

二〇〇二年二月一二日、スーはプリズム付きの新しい眼鏡を手に入れた。二日後、初めての視能療法をルッジェーロ医師から受けた。訓練は長時間にわたり、それぞれの目に別々の画像を示すことができる偏光眼鏡を使って、二つの画像を融合しようと試みた。最初、彼女は「融合」が何を意味するのか、どうすれば二つの画像を一つにすることができるのか、理解できなかった。しかし数分間努力した結果、一回にたった一秒ではあったが、それができることがわかった。二枚一組の立体画像を見ていても奥行きの知覚はなかったが、第一歩として、ルッジェーロ医師の言う「融像」をなし遂げたのだ。

もっと長く両目をそろえておけたら、融像だけでなく立体視も可能になるのか、スーには疑問だった。ルッジェーロ医師は、視線の動きを安定させて目をそらさないでいるためのさらなる訓練を彼女に指示し、彼女は自宅で勤勉にその訓練を行なった。すると三日後、奇妙なことが起こった。

その日、キッチンの天井からぶら下がっている照明器具が違って見えることに気づきました。自分と天井のあいだの空間をふさいでいるように見えます。縁も前より丸みを帯びています。

微妙な印象でしたが、はっきりわかりました。

二月二一日、ルッジェーロ医師の二度目の診療で、スーは偏光眼鏡の訓練を繰り返したあと、一本のひもに通された距離の違う色つきのビーズを使う新しい訓練を試した。この訓練はブロックストリングと呼ばれるもので、スーに両方の目で空間内の同じ点を見つめることを教え、彼女の視覚系が左右どちらかの目の像を抑制するのではなく、二つを融合するように導く。この療法の効果はすぐに表われた。

車に戻って、ふとハンドルに目をやりました。するとそれがダッシュボードから「飛び出した」のです。片方の目を閉じ、もう一方を閉じて、次にまた両目で見ると、ハンドルが違って見えました。沈んでいく太陽の光のせいで錯覚しているのだと思い込み、家まで運転して帰りました。ところが翌日起きて、目の訓練をしてから、仕事場に行くために車に乗り込み、バックミラーに目をやると、フロントガラスから飛び出したのです。

新しい視覚は「ものすごくうれしい」とスーは書いている。「自分に何が欠けているのか、私にはわかっていなかったのです」。彼女の表現によると、「普通のものが普通でなく見えました。照明器具は浮かんでいるし、水道の蛇口は空中に突き出ているのです」。しかし「少し混乱もしました。二つの物のあいだに一定の距離があるとして、片方がもう片方の前にどれくらい『飛び出す』はずなのか、私にはわかりません。……びっくりハウスにいるか、ドラッグでハイになっているか、ちょっとそんな感じです。物をじっと見つめてしまいます。……世界は本当に違うふうに見えるんです」。彼女は日記の抜粋も書いていた。

二月二二日　オフィスの開いているドアの縁がこちらに向かって突き出ているように見えることに気づいた。今までもずっと、ドアの形や見え方など単眼の手がかりから、開いているときはこちらに向かって突き出していることは知っていたが、奥行きのあるものを見たことはなかった。だからびっくりして二度見をしたし、見え方が違うのだと納得するために、片目で見てから次に反対の目で見た。確かにそこにあった。

お昼を食べているとき、飯碗の上にかざしたフォークを見おろすと、フォークは碗の前の空中に浮かんでいた。フォークと碗のあいだに空間があるのだ。そういうものをこれまで見たことがなかった。……フォークで持ち上げたブドウを見つめた。奥行きがあるのがわかる。

三月一日　今日、研究室棟の地下室で馬の全身骨格のそばを通ったとき、馬の頭骨がにゅっと突き出ているのが目に入り、本当に後ろに飛びのいて悲鳴をあげた。

三月四日　今朝、犬を連れてランニングしているとき、茂みが違って見えることに気づいた。どの葉っぱもそれぞれ小さな３Ｄ空間に浮き出ているように見えたのだ。以前見ていたように、葉っぱがただ重なり合っているのではない。葉と葉のあいだの「空間」が見える。木々の小枝も、道の小石も、石垣の石も同じだ。何もかもが前より質感が増している。

スーの手紙はこのように深い感動をにじませる調子で続き、これまでの想像も推測もはるかに超えた、彼女にとってまったく新しい経験を描写している。経験に代わるものはないこと、バートランド・ラッセルの言う「記述による知識」と「見知りによる知識」のあいだには橋のかけられない深い溝があり、一方から他方に渡る道はないことを、彼女は身をもって知ったのだ。

まったく新しい性質の感覚や知覚が突然出現したら、混乱したり恐怖を覚えたりするのではないかと思われるが、スーは新しい世界にごくすんなりと順応しているようだった。最初はびっくりしてまごつき、新たな奥行きと距離の知覚を自分の動作や動きに照らして確かめなくてはならなかった。しかしだいたいのところ、立体視にだんだんに慣れて、まったく苦労を感じなかった。ずっと立体視の新しさを意識し、心から喜んでいるが、今ではそれが「自然」だとも感じている——世界を本当の姿で、あるべき姿で、見ていると感じているのだ。彼女が言うには、以前は「平たい」花や「しぼんでいる」花だったものが、「とても生き生きして膨らんで」見える。

立体視力がないまま半世紀近くたってそれを獲得したことには、ごく実際的なメリットもある。

車の運転が楽になり、針に糸を通すのも簡単だ。仕事で双眼顕微鏡をのぞき込むと、さまざまな深さで泳ぐゾウリムシが見える。顕微鏡を上げ下げして焦点を合わせ直すことによって推測するのではなく、じかに見ることができるのだ。両眼視は彼女の心をとらえて離さない。

セミナーでは、……空いている椅子が空間のなかでどう見えるかに完全に気を取られ、一列すべて空いている椅子には何分間も注意を奪われてしまいます。ただそこらを歩き回って「見る」ことに、まる一日かけたいところです。今日は一時間ほどこっそり大学の温室に行って、植物や花をあらゆる角度からひたすら見ていました。

私がもらう電話や手紙の大半は、さまざまな事故や障害や喪失に関するものだ。しかしスーの手紙は喪失と悲嘆の物語ではなく、新しい感覚と意識を突然獲得し、そのおかげで楽しさと喜びを感じている話である。とはいえ、彼女の手紙には困惑とためらいの響きもあった。彼女は自分と同じような体験談を聞いたことがなかったし、何を読んでも、大人になってから立体視力を獲得することは「不可能」だと書いてあることに当惑した。自分の視覚野にはずっと両眼視細胞があって、正しいインプットを待っていただけなのだろうか、と彼女は考えた。生まれてすぐの臨界期は、一般に考えられているほど重要ではないというのか？　これをどう理解すればいいのか？

私はスーの手紙について、二、三日じっくり考え、数人の同僚と議論した。そのなかの眼科医ボブ・ワッサーマンと視覚生理学者ラルフ・シーゲルとともに、[10] 数週間後の二〇〇五年二月、スーに会うために、眼科の装置やさまざまな立体鏡と立体画を携えて、マサチューセッツ州の彼女の自宅を訪ねた。

スーは私たちを歓迎し、おしゃべりをしながら、子ども時代の写真を何枚か見せてくれた。私たちが、彼女の視覚の過去を推測しようと考えていたからだ。幼少のころ、手術する前の斜視は写真にはっきり見てとられた。三次元で見ることができたことはあるのか、と私たちは尋ねた。スーはしばし考え、たぶんある、と答えた――子どものころごくたまに、芝生に寝ころんでいるとき、突然、一秒か二秒、芝生の葉が地面から突き出て見えたかもしれない。訊かれるまで、そのことについてほとんど忘れていたという。芝生は彼女の目のすぐ近く、数センチ以内のところにあったはずで、彼女は（誰でもそうだが）寄り目になる必要があった。このことから、彼女には立体視の潜在力があって、目を立体視に適した位置に動かせば、その力が発揮される場合もあったことがうかがえる。

スーは手紙に「自分の奥行き知覚が乏しいことを知る前からずっと、もっと立体的に物を見たがっていたのだと思います」と書いていた。この奇妙で切実なコメントを読んだ私は、彼女がかつて物をもっと立体的に見ていたという、ほぼ無意識のかすかな記憶を、心にとどめていたのではないかと考えた（なぜなら、一度ももったことのないものに対して、喪失感や郷愁を覚えることはないからだ）。奥行きのヒントや手がかりが――たとえば、遠近法もオクルージョンも――何もない特別な立体画で、彼女を検査することが重要だった。私が持参した一枚の立体画には数行の活字――脈絡のない単語と短文――が書かれていて、立体視力で見ると奥行きの異なる七枚の平面上にあるように見えるが、片目で、あるいは真の立体視力なしに見ると、同じ平面上にあるように見える。彼女が立体鏡をとおしてその絵を見ると、一枚の平らな面に見えた。私がヒントとして活字の一部は違うレベルにあると教えてはじめて、彼女は見直して「あら、今度は見える」と言った。そのあと七つのレベルをすべて見わけ、正しい順番で言うことができた。

十分な時間を与えられれば、スーは自分で七つのレベルすべてを知覚できたかもしれないが、そのような「トップダウン」要因――何が見えるはずかを知っている、または想像していること――は、知覚にとっていろいろな意味できわめて重要だ。比較的弱い生理的能力を強めるために、特別に注意を払い、特別なところを探すことが必要な場合がある。そのような要因がスーにとって、とくにこの種の検査では、非常に効果があるようだ。実生活では、ほかのあらゆる要因が――遠近法、オクルージョン、運動視差に加えて、知識、前後関係、予想も――周囲の三次元世界を経験するのに役立つので、彼女の苦労ははるかに少ない。

スーは私が持参した赤と緑の絵を立体的に見ることができた。その画像の一つ――M・C・エッシャーが描きそうな、棒の高さがだんだん高くなっているありえない三叉の音叉――を、スーは「見もの」だと感じ、いちばん高い棒の先が紙面の三、四センチ上にあるように見えた。それでもスーは、自分には「浅い」立体視力しかないと言い、実際、ボブとラルフは両方とも、いちばん高い棒は紙面の約一二センチ上に見えたし、私はさらに五センチ高く見えた。

これは驚きだった。なぜなら、私たちはみな画像から同じ距離にいたわけで、私としては、神経の三角法のようなものがあって、画像の視差と知覚される奥行きのあいだの関係は一定だと想定していたからだ。考えあぐねた私は、視覚をさまざまな角度から研究しているカリフォルニア工科大学の下條信輔に手紙を書いた。彼が返事のなかで強調しているのは、人が立体画を見るとき、脳内の計算過程は両眼手がかりの視差だけでなく、大きさ、オクルージョン、運動視差のような単眼の手がかりも踏まえていることだった。単眼手がかりは両眼手がかりと逆に働くこともあり、脳は一方の手がかりと他方とを比較検討して、加重平均を出さなくてはならない。正常な人々のあいだでもばらつきは非常に大きいので、この最終結果は個人によって異なる。おもに両眼手がかりに頼る人もいれば、単眼手がかりに依存する人もいて、大半の人は両方を組み合わせて使う。例の三叉のような立体画を見るとき、両眼視が強い人は並はずれて立体的な奥行きを知覚し、単眼重視の人には奥行きがはるかに浅く見える。そして両眼と単眼の両方の手がかりに頼る人には、そのあいだのものが見える。下條の明確な説明によれば、ニューヨーク・ステレオスコープ協会会員の大部分が抱いている、自分たちは大半の人より視覚的に「より深い」世界に生きているのだという頑固な信念は、決して錯覚ではなかったのだ。[11]

その日のうちに、私たちはスーの検眼医であるテレサ・ルッジェーロ医師を訪ね、スーが二〇〇一年に初めて診察を受けたときの話を聞いた。当時スーは、とくに運転時の目の疲れ、かすみ、不安を感じるほど像がぴくぴくしたり、ちかちかしたりすることを訴えていた――が、立体視力がないことは話に出なかったという。

スーが融像を達成したすぐあとに立体視を経験したとき、ルッジェーロ医師自身も非常にうれしかったそうだ。彼女の考えでは、両眼融合できる位置に目を動かす意識的な努力と行動が、スーの飛躍的進歩にとってきわめて重要だったのかもしれない。そしてルッジェーロ医師が最初の立体視の実現よりも強調したのは、そのことに対するスーの大胆で積極的な反応と、どんなに骨が折れようが立体視覚を維持してさらに強めるのだという、並々ならぬ彼女の決意だった。

そして確かに、大変な努力が必要だったし、いまだに必要である――毎日少なくとも二〇分間、やっかいな融合の訓練をしなくてはならない。最初は車のハンドルのように近いものでしか奥行きがわからなかったのに、この訓練のおかげで、気がつけば奥行きを知覚できる距離がどんどん長くなっていた。彼女の立体視覚は飛躍的に向上を続けたので、より小さい視差でも奥行きを感じることができた――が、療法を半年間やめたとき、あっという間に元に戻ってしまった。そのことで彼女はひどく動揺し、目の訓練を再開して、毎日「信心深く」取り組んでいる。

スーは、自分が立体視覚の使い方を覚えることを運動にたとえ、歩行のリハビリになぞらえている。最近の手紙には「私は自分の目に新しい振り付けをする必要があったのです」と書いてあった。「息を合わせて両目を動かす方法を開発した結果、隠れていた両眼視回路を引き出して、奥行きを知覚できたのです」

スーは立体知覚と立体視力を懸命に訓練し続け、彼女の奥行き知覚は再び向上している。さらに彼女は、私たちが最初に訪れたときにはなかったスキルを身につけた。それはランダムドット・ステレオグラムを読む能力だ。この立体画には一見したところ何の像も描かれていないように見える。しかし立体鏡をとおして見つめ続けるうちに、ドットのなかに奇妙な渦のようなものが見えてきて、そのあとびっくりするような幻影――像か、図形か、何にしろ――が突然、紙面のはるか上かはるか下に現われる。この錯視には訓練が必要で、正常な両眼視覚があっても見えない人が多い。しかしこれは何よりも純粋な立体視力の検査になる。なぜなら単眼の手がかりはいっさいなく、何千という一見ランダムな点を二つの目で見つめ、両眼視覚によって融合してはじめて、脳が三次元のイメージを組み立てられるからだ。[12]

一九世紀の科学者で、ホイートストンの仕事に触発されたデーヴィッド・ブルースターは、似たような立体錯視に注目した。小さいモチーフが繰り返されている壁紙を凝視しているとき、視線を適度に寄せるか開くかすると、模様が揺れたり動いたりしたあと、驚いたことに立体的なレリーフになって、壁紙の前か後ろに浮き出るように見えることがあることに気づいたのだ。[13] ブルースターはこの立体錯視について書き、それに気づいたのは自分が最初だと信じていた――ただし、そのような「オートステレオグラム」は何世紀も前から、イスラム芸術、ケルト芸術、その他さまざまな文化圏の芸術に見られる反復模様で経験されている。たとえば、ケルズ聖書やリンディスファーン福音書のような中世の写本に描かれている非常に複雑なデザインはまさにそのとおりで、裸眼でもページ全体が立体的なレリーフに見える（コーネル大学の古生物学者ジョン・シスネは、そのような立体画は「七世紀と八世紀のブリテン諸島で、教養あるエリートのあいだのちょっとした秘密」だったのかもしれないと述べている）。

　この一〇年から二〇年で、凝ったオートステレオグラムがいわゆる「マジックアイ」本で広く普及した。これは立体鏡を使わないで一つの画像を見る錯視で、ほんの少し違う「壁紙」模様が横に何行も繰り返されている。一見すると、すべての模様が同じレベルにあるように見えるが、両目を外か内に向けて動かすやり方を覚え、左右の目が異なる行に焦点を合わせるようにすれば、びっくりするような立体的な幻影が現われる。スーはこれが大好きで、彼女が新たに見つけた立体視の生活に別の次元が加えられた。「私にはこの壁紙オートステレオグラムは簡単です（そしてとてもワクワクします）」と彼女は最近書いている。「その理由はおそらく、私が定期的に両目を外に向けたり内に向けたりする融合を訓練しているからでしょう」

　二〇〇五年の夏、ボブ・ワッサーマンと私は再びスーを、今回は彼女が神経生物学についての特別研究プロジェクトを運営しているマサチューセッツ州ウッズホールに訪ねた。そこの湾が発光性の生物、おもに小さな渦鞭毛藻《うずべんもうそう》でいっぱいになることがあって、そのなかを泳ぐのが楽しいと、彼女から聞いたことがあった。私たちが到着した八月半ばは理想的なタイミングで、海は発光生物（「夜光虫っていう名前がすてき」とスーは言った）で燃え立っていた。暗くなってから、私たちは水中マスクとシュノーケルを用意して、ビーチに繰り出した。岸から見ると海はまるでなかに蛍がいるように光っていて、そこに体を沈めて腕や脚を動かすと、小さな無数の花火が周囲を明るく照らす。そのなかを泳いでいくと、『スタートレック』でワープスピードに達したエンタープライズ号のそばを星が猛スピードで通りすぎるように、夜光虫が目のそばを通りすぎていく。夜光虫がとくに密集しているあたりで、ボブが言った。「銀河か球状星団のなかで泳いでいるみたいだ」

それを聞いたスーが言った。「今は3Dで見えます——でも、前は平面で光っているように見えたんですよ」。そこには、さえぎったり、遠近感をもたらしたりするような、輪郭も境界も大きい物体もない。背景はいっさいなくて、巨大なランダムドット・ステレオグラムのなかに浸っているみたいだったが、それでもスーには、三次元空間のなかのさまざまな奥行き、さまざまな距離に、夜光虫が見えている。私たちはその経験についてもっと詳しく質問したかったが、普段は立体視について熱心に話したがるスーが、きらめく生物の美しさに心を奪われて言った。「考えるのはもうやめ！　夜光虫に浸りきりましょう」

スーは自分の経験を何かにたとえようとして、私への最初の手紙で、生まれつき色覚がまったくなくて、グレーの濃淡でしか見ることができなかった人が、突然フルカラーで見る能力を与えられたようなものかもしれないという案を示していた。そういう人は「おそらく世界の美しさに圧倒されるでしょう。見ることをやめられるでしょうか？」。スーのたとえの詩的な美しさは気に入ったが、その考えには納得できなかった（色覚がまったくない友人で同僚のクヌート・ノードバイは、生まれてからずっとなかった色を「拡張機能」として与えられてもひどく混乱するだろうし、すでにでき上がっている自分の視覚世界と色を統合することは不可能だと考えていた。彼のような人にとって、色は理解できないものであり、何の感慨も意味もないと思っていたのだ）。

しかしスーの立体視経験は、彼女の視覚世界にとってよけいで無意味な付け足しでないことは明らかだった。彼女はしばらく混乱したが、その新しい経験を受け入れ、それは任意の拡張機能ではなく改良であり、既存の視界を自然に美しく深めてくれるものだと感じた。しかしスーの気持ちとしては、「改良」や「深める」というような言葉は、自分が立体視を獲得したことを十分に表わしていない。それは単に何かが増えたのではなく、今までにないまったく新しいものだったのだ。立体視は主観的に違うと彼女は主張している。[14] この違いは、写真や映画や絵画のような二次元表示の知覚にもおよぶ。今のスーはそれらがはるかに「リアル」だと感じていて、活性化された立体視系のおかげで、以前にはできなかったように空間を想像することができるのだ。

デーヴィッド・ヒューベルはスーの症例を興味深く追跡し、そのことで彼女とも私とも連絡を取り合っている。彼の指摘によると、立体視覚の細胞基盤についてはまだ何もわかっていないという。動物の場合でさえ、視差を感知する細胞（立体視に特化した両眼視細胞）が出生時に存在するかどうかわかっていない（ヒューベルはあるのではないかと推測しているが）。幼少期に斜視で両眼視経験がない場合、その細胞がどうなるか、そしてとくに重要なこととして、のちに両眼の融合ができるように目の位置をそろえることを覚えれば、その細胞が復活するのかどうかもわかっていない。スーに関しては、「［彼女の立体視の回復は］あちこちの接続が再構築されたにしては急速すぎるように思えるので、器官はもとからそろっていて、融合さえ立て直せばその力を発揮させることができたのだと推測される」と書いている。だが、「それも単なる推測だ！」。

スーの経験から浮かび上がるのは、大人の脳には十分な可塑性があるので、両眼視の細胞と回路の一部が臨界期を過ぎても生き残っていれば、ずっとあとになって再活性化されることがあるようだ、ということである。そのような状況では、思い出せる立体視覚の記憶はほとんど、またはまったくないかもしれないが、それでもなお立体視の潜在力はあって、もし両目をきちんとそろえられるようになれば、突然——思いもよらないかたちで——立体視がよみがえる可能性がある。スーの場合、五〇年近くも休眠期が続いたあと、そのとおりのことが起こったようであり、これはまさに特筆すべき事例である。

スーは当初、自分のケースは珍しいものと考えていたが、同じように斜視および関連する障害のある人で、視能療法によって思いがけず立体視力を獲得した人がほかに大勢いることを、インターネットで知った。その人たちの経験は、スーの場合と同様、視覚野に小さくても機能する「島」があれば、何十年が経過したあとでも、それを再活性化して拡大できる可能性が十分にあることを示唆している。

神経基盤が何であれ、視覚世界が広がったおかげで、事実上スーには別の感覚が追加されたわけで、そのような状況はほかの人には想像もつかない。彼女にとって立体視は今も天啓のように感じられる。「ほぼ三年たってもなお、新たな視覚のおかげで私は驚きと喜びを感じます。冬のある日、急いで昼食をすませようと教室からデリに向かっていました。ところが校舎から出てたった数歩で、ぴたりと立ち止まってしまいました。大きな湿った雪片が私の周囲にゆっくり落ちてきたのです。ひと片ひと片のあいだの空間が見えて、すべての雪片が一緒になって美しい三次元のダンスを繰り広げています。以前の雪は、自分のやや前方を平板に落ちているように見えていました。雪が降るのをちょっとのぞいて見るという感じでした。でも今は、自分が降る雪のなかに、雪片のまっただなかにいると感じます。昼食のことなど忘れて、私はしばらく降る雪を眺めていました。そして眺めながら、深い喜びに酔いしれました。降る雪はとても美しく見えるものです――とくに、初めて目にするときは」

追記

立体視力を獲得して七年後、スーは相変わらず自分の「新しい」感覚を喜び、そのおかげで自分の視覚世界が飛躍的に豊かになっていると感じる。二〇〇四年に私に手紙を書いてから、彼女は自分自身の経験について考え続け、視覚研究者だけでなく、同様の状況にある大勢の人々にも接触をはかってきた。二〇〇九年には、自分の経験を綴った示唆に富む素晴らしい本『視覚はよみがえる』を出版している。

（注1）ホイートストンの名前からは、電気抵抗の測定に使われるホイートストン・ブリッジの発明を連想するほうが一般的である。しかし一九世紀のほかの著名な科学者たちと同様、ホイートストンは知覚の物理的基礎にも深い関心を抱いていた。彼ら「自然哲学者」（今なら物理学者と呼ばれるだろう）はみな精巧な実験を用いて、目と脳がどういうふうに奥行き、動き、そして色の知覚を組み立てるかについての理解を深め、さらには立体写真、映画撮影、そしてカラー写真の技術開発にも貢献した。

マイケル・ファラデーは、電磁気の研究に加えて、一連の静止画を素早く連続で見せるゾーエトロープ［訳注　連続する絵を貼りつけた内側の円筒を回転させ、それを外側の円筒に入ったスリットからのぞくことで、絵が動いて見える仕掛け］のような装置の考案に一役買い、必要なスピードがあれば、それらが脳によって融合されると動きの知覚を生み出すことを実証した。

ジェームス・クラーク・マックスウェルは、網膜には色の受容体が三種類あって、というか三種類しかなくて、それぞれが特定の波長の光（大ざっぱには赤と緑と青に対応する）を受容するというトーマス・ヤングの仮説に興味を抱いた。そしてこれを検証するために、赤と緑と紫のフィルターをとおして色のついた虹を写真に撮り、その三枚の写真を対応するフィルターをとおして投影するという、的確な方法を考案した。三枚のモノクロ画像を完璧に重ね合わせると、写真は突然フルカラーになったのだ。

（注２）一八五〇年代半ばまでに、立体写真の専門分野として立体ポルノがすでに根づいていたが、当時使われていた写真処理技術は長時間の露出を必要としたので、ほとんど動きのないタイプだった。

（注３）私が痛い経験で学んだように、両眼視が役に立たない状況もある。子どものころ、うちの庭にはいつも物干し用のロープが張ってあり、それは視界の端から端まで水平に横断していたので、どちらの目にもまったく同じに見えて、どれくらい遠くにあるのか判断できなかった。かなり低い位置、だいたい私の首の高さに張られていたので、注意して近づく必要がある。そのことを忘れて正面からぶつかり、自分の首を絞めそうになることもあった。

（注４）長年にわたって錯視を研究していたリチャード・グレゴリーは、認知とは実は知覚による仮説であると主張した（一八六〇年代にヘルマン・フォン・ヘルムホルツは「無意識的推論」と呼んでいる）。グレゴリーは立体写真のファンだった――よく友だちに立体鏡用のクリスマスカードを送った――が、顔がくぼんだ仮面に見えることを私から聞かされて、とても驚いていた。顔のようになじみ深くて重要なものの場合、蓋然性と状況が大きく影響して、そのような極端な誤認は起こりそうにないと考えたのだ。私もそれには賛成だったが、私自身の経験を否定することはできなかったので、グレゴリーとしては、両眼による手がかりにかなり偏っている人には、そのような奇抜な現象が実際に起こるのかもしれないと結論づけるしかなかった。

（注5）コリン・ターンブルは『森の民』で、ジャングルを出たことのなかったピグミーの男性とのドライブについて書いている。

数キロ離れたずっと下のほうで、のんびり草を食《に》んでいるバッファローが見えた。彼は私のほうを向いて言った。「あれは何ていう虫だい？」。私は初め理解できなかったが、すぐに気づいた。森では視野がごく限られているので、大きさを判断するときに無意識に距離を斟酌《しんしゃく》する必要がないのだ。……その虫はバッファローだと話すと、ケンゲは大笑いして、そんなばかばかしい嘘はつくなと言った。……近づくにつれて、「虫」はどんどん大きくなるように見えたはずだ。ケンゲはずっと車の窓に顔をくっつけていたが、決して窓を下げようとはしなかった。何が起きていると彼は考えているのか、私にはわからなかった——虫がバッファローに変わっていると思ったのか、それとも近づくにつれてミニチュアのバッファローがどんどん大きくなっていくと思ったのか。あれは本物のバッファローではないとだけ言って、彼は公園を出るまで二度と車を降りようとしなかった。

（注6）もっとまれだが、脳卒中などによる視覚野への損傷で、場合によっては突然、立体視が失われることもある。マクドナルド・クリッチュリーは、『頭頂葉（*The Parietal Lobes*）』で、誕生直後の視覚野に病変が生じた結果まれに起こる、逆の症状についても言及している。つまり立体視覚が強まって「近くの物体が異常に近く、遠くの物がはるか彼方に見える」のだ。立体視覚の強化や喪失は、偏頭痛の前兆やある種の薬で一時的に起こる

こともある。

（注7）斜視の人の多くは立体視覚がないだけでなく、二重に見えたり、ちらちら光が見えたりするので、日常の活動全般、とくに読書や運転に問題が生じることがある。

（注8）平面に三次元の幻影をつくりだそうとする写真家や映画カメラマンは、よりよい構図で画像を構成するために、意図的に自分の両眼視と立体視を捨てて、視界を片目と一枚のレンズに制限する必要がある。

二〇〇四年、ハーバード大学の神経生物学者、マーガレット・リヴィングストンとベヴィル・コンウェイは、《ニューイングランド・ジャーナル・オブ・メディスン》誌への投稿で、レンブラントの自画像を調べた結果、この画家は外斜視がひどくて立体視覚がなかったが、「一部の画家にとって、立体視ができないことは障害ではない――そして財産でさえある――かもしれない」と提唱した。その後、ほかの芸術家の写真を検討して、デ・クーニング、ジョーンズ、ステラ、ピカソ、コールダー、シャガール、ホッパー、ホーマーなど、やはり重度の斜視で、おそらく立体視障害があった人がかなりいるようだと述べている。

（注9）外斜視の人は目が外を向いているおかげで視野が並はずれて広く、それを犠牲にしてまで、見場よく目の向きをそろえられても立体視覚は得られない手術を受けることに、躊躇する場合がある。興味深いことに、自分は外斜視だが、短時間なら両目を内に向けて立体視を実現できると、手紙に書いてきた人が何人かいる。

（注10）私たち三人は、突然色が見えなくなった色覚異常の画家や、生まれてすぐに失明したが五〇年近くたって視力を回復したヴァージルなど、いくつかの症例で協力したことがある（この二つの例は「色盲の画家」と「『見えて』いても『見えない』」として、『火星の人類学者』に収録されている）。

(注11) 立体写真を〇・〇二秒という短い時間だけスクリーンにフラッシュさせた場合、正常な立体視覚のある人は、何らかの奥行きを即座に知覚できる。しかしフラッシュのなかで見るものは完全な奥行きではなく、それを知覚するには数秒か、あるいは数分もかかる。人がそれだけの時間じっと見ているうちに、写真は奥行きを増すように見える——立体視覚系がウォームアップしてフル稼働するのに、ある程度時間がかかるかのようだ。そのような深化は立体視覚系に特有と思われる(それに比べて色は、普通は人が見ているうちに深まることはない)。その根本的な原因は知られていないが、視覚野に追加の両眼視細胞が補充されるという意見もある。

(さらに、はっきりした訓練の効果もあるので、立体視力を使う人——たとえば、双眼顕微鏡で仕事をする人——は、長期的に立体視力が驚くほど良くなり、立体深度が深まる場合もある。これもまた根本的なメカニズムはわかっていない)。

(注12) ランダムドット・ステレオグラムの研究で有名なベラ・ユレシュは、「一つ目視覚《サイクロプス》」に言及し、普通の立体視に使われるもの以上の神経機構を必要とすると考えていた。このことは、普通の立体画はすぐに知覚できるのに対して、ランダムドット・ステレオグラムを「理解する」には一分以上かかることがあるという事実からもわかる。

(注13) ブルースターは一八四四年ころ、レンズを使った簡単な手持ちの立体鏡も発明した(ホイートストンの鏡式立体鏡は大きくて重く、テーブルの上に据える必要があった)。ブルースターは初めこそホイートストンを心から称賛していたが、その後、年下の同業者に嫉妬するようになり、彼に対する悪意ある論説を匿名で発表し始めた。そしてついに一八五六年、ほかの点では魅力的な著書『立体鏡——その歴史と理論と構造(*The*

Stereoscope: Its History, Theory and Construction）』のなかで、公然とホイートストンを攻撃し、立体鏡の分野で先行しているという彼の主張を否定している。

（注14）この考え方は私と同じだが、視覚研究の偉大な草分けであるJ・J・ギブソンの考えを否定するように思える。彼は一九五〇年の著書『視覚ワールドの知覚』にこう書いている。「勾配理論が正しいなら、両眼視は視覚空間の決定因子の地位を占めるが、それは決定因子の一つにすぎない」。同じ考えをしている著名な現代の視覚研究者も何人かいる。デール・パーヴィスとR・ボー・ロットは共著書『自分の行動が見えるわけ（*Why We See What We Do*）』で、私たちが片目で組み立てる三次元の世界と、立体視によるその「増強」のあいだの「シームレスな関係」について書いている。そのような考え方は、視覚の行動理論や経験理論とは完全に一致するが、立体視の質的および主観的な側面を考慮していない。ここでは、（スーが綴っているように）生まれてからずっと立体視覚がなかったところに突然それを与えられるとはどんなふうなのか、あるいは、（私が次章で説明するように）生まれたときからずっと立体で見えていたのに突然それを奪われるとはどういうことなのか、内面的な話や当人の説明が必要とされる。

残像——日記より

二〇〇五年一二月一七日、土曜日、私はいつもの朝の水泳を終えてから、映画に行くことにした。二、三分前に着いて、映画館の後ろのほうの席にすわった——異常を知らせる先触れもないまま、予告編が始まった。するとそのとたん、視覚が不安定になって、左のほうで何かちらちらする感じがした。最初、偏頭痛の始まりかと思ったが、すぐに、おかしいのは右目だけなので、偏頭痛のように視覚野で起こっていることではなく、目そのものに生じているに違いないと気づいた。

最初の予告編のあと、スクリーンが暗くなったとき、左のほうで揺れていた領域が白熱した石炭のようにめらめらと燃えあがり、その縁が虹色——青緑と緑とオレンジ——に変わった。私は不安になった。眼内出血か、網膜中心動脈閉塞か、網膜剝離《はくり》が起こっているのか？　そして、白熱している領域内に盲点があることに気づいた。左のほうに映画館の出口を示すための小さい光が床に並んでいて、それを右目だけで見ると、前のほうの光がすべて「見当たらない」のだ。

恐怖がこみ上げてくる。真っ暗な領域がどんどん広がって、右目が完全に失明するのだろうか？　すぐにここを出たほうがいいのか？　救急外来に行くべきか？　友人で眼科医のボブに電話をする？　それとも騒ぎが自然に治まるかどうか様子を見る？　映画が始まったが、ほとんど観ていなかった。数秒ごとに自分の視野をチェックすることに、完全に気を取られていたのだ。

二〇分ほどして、とうとう私は映画館を飛び出した。ひょっとすると、日が当たるところに出て現実世界に戻れば、何もかもが正常に見えるかもしれない。しかしそうはいかなかった。揺らめきは少し弱まったが、右目だけで見ると、やはり視野の左側が扇形に欠けている。私は自分のアパートに駆けるようにして戻り、ボブに電話をかけた。彼は私にいくつか質問し、二つ三つ即席の検査を指示し、そしてすぐに眼科医に行けと言った。

二時間後、私は眼科医の診察室にいた。そこでも事情を話し、右目の四分の一が見えないのだと言った。医師は注意深く話を聞き、どっちつかずの態度で、私の視野をチェックしたあと、検眼鏡を取って私の目をのぞきこんだ。それから器具を置き、椅子の背にもたれて、私をじっと見た。その目は前と違うような気がする。以前の彼にはある種の快活さや気軽さがあった。私たちは厳密には友人ではなかったが、どちらも医療に携わる同業者だ。しかし今、突然、私はまったく違うカテゴリーに入ったのだ。彼は言葉を選んで慎重に話した。その顔つきに深刻さと懸念が表われている。「網膜の後ろに何かの色素沈着が見えます。血腫かもしれませんし、腫瘍かもしれません。もし腫瘍なら、良性かもしれないし悪性かもしれません」。彼は深呼吸をしたようだ。「最悪のシナリオを考えましょう」と続けた。次に彼が何と言ったのか、私にはよくわかっていない。何しろ頭のなかで「癌だ、癌だ、癌だ……」という声が鳴り響き始め、もう医師の言うことが耳に入らなかったのだ。彼は、優秀な眼腫瘍専門医のデーヴィッド・エイブラムソン医師にできるだけ早く診てもらえるように手配する、と言った。

その晩アパートに戻って右目を検査してみると、驚いたことに、エアコンの水平方向の桟《さん》がすべてゆがみ、一点に集まってつぶれているように見え、垂直方向の筋は広がって見えた。その週末をどう過ごしたのか、今では思い出すこともできない。じっとしていられず、長い時間散歩に出かけ、家のなかでもそわそわと歩き回っていた。とくに夜がひどくて、眠るために睡眠薬が必要だった。

二〇〇五年一二月一九日　診断

月曜の朝一番でエイブラムソン医師の診察を受けることができた。私の助手であり親友でもあるケイトが、心の支えとして一緒に来てくれた。エイブラムソン医師は、謹厳実直で控えめな物静かな男性だったが、その目にいたずらっぽい光があった。「はじめまして」と私は言った。「前にお会いしているんですよ」と彼は応じ、一九六〇年代に私の教え子だったと言った。彼は私の教え方や性癖をよく覚えていた。彼の医学部時代、週の最後にお茶を飲みながら一般討論を行なっていたのは私の授業だけだったそうだ。彼を指導していたころから三五年以上を経た今、私が彼の患者になるとは、何と数奇なことだろう（おそらく彼もそう思っただろう）。

彼は私の目の予備検査をしてから、瞳孔を広げるための薬を数滴点眼した。そのあと網膜の写真を撮り、超音波検査をする。検査の最中、ほとんど言葉は交わされなかった。そして私たちは、別の大きめの部屋で腰をおろした。エイブラムソン医師は大きな目の模型を持ち出し、開いてその内部構造を示した。そして見るもおぞましい黒い物体——小さくて黒いカリフラワーかキャベツのような、でこぼこで入り組んだもの——を取り、眼神経の入り口のそばに置いた。その意味は明確だ。私には腫瘍が、悪性の腫瘍があるのだ。イギリスで裁判官が死刑宣告をする前にかぶる黒い帽子のことが頭に浮かんだ。黒いキャベツは同じ意味だ。私は死刑宣告を受けた気がした。「黒色腫《メラノーマ》です」と彼は認めたが、目のメラノーマはほとんど転移しないと大急ぎで付け加えた。つまり、目以外のところに広がる可能性はほとんどないのだ。とはいえ、治療せずに目のなかでそのまま増殖させるわけにはいかない。かなり最近まで、推奨される処置は目の全摘出だった（彼自身も長年にわたってそのような摘出を何百回と行なっていた）が、今では放射線治療が同じくらい有効で、患者は目と残っている視力を失わずにすむと考えられている。エイブラムソン医師がそう話すやいなや、私はその放射線治療をいつからやってもらえるのか、明日にはできるのか、と尋ねた。彼は三週間先延ばしになる——もうすぐクリスマスと正月の休暇になる——が、そのあいだに腫瘍が大きくなることはないと請け合った。この種の腫瘍は進行が非常に遅い傾向があるというのだ。まず、小さい粒状の放射性物質を取り付けたプラークと呼ばれる金属片をつくって、放射線が正確に腫瘍をねらうよう調整するのに時間がかかる。次にそのプラークを私の目の脇に装着するのだが、それには眼筋の一つを切断しなくてはならない。数日後にもう一度手術をしてプラークを取り除き、筋肉を再結合するのだ。

腫瘍がこの大きさになるには、ある程度時間がかかったはずだと彼は言い足した——この数カ月間、視野が欠けていることに気づきませんでしたか？　悲しいかな、私は一度もチェックしていなかった。おかしいところがあるとはまったく気づかず、二日前にようやく映画館で自覚し、週末に奇妙な視覚のゆがみ、水平線と垂直線がねじ曲がることに気づいた。エイブラムソン医師によれば、それは網膜の腫れとゆがみのせいであり、治療によって腫瘍とそれに伴う浮腫がなくなれば消えるという。しかしゆがみがひどくなるようであれば、弱まるまで数週間、眼帯を着けるようにと勧められた。

目のメラノーマはほとんどすべて放射線によく反応する、と彼は続けた。放射線と、必要であればそのあとのレーザー照射で、腫瘍を消し去れる可能性は非常に高い。残念ながら私の腫瘍は場所が悪かった——中心窩から細胞一〇〇個分、つまり一ミリメートルも離れていないのだ。中心窩は人が物を凝視するときに使われる網膜の領域で、視力がもっとも強いところである。しかし腫瘍を途中で止めることができれば、しばらくのあいだは、この目でずっと見えていた一・〇の視力を維持できる、と医師は言った。しばらくすると放射線の後作用で視力がいくらか落ちるかもしれない。それでもそうなるまでに、視力が良好な期間がかなり——ひょっとすると数年間——あるはずだという。

私はエイブラムソン医師に言った。「このようなことを告知しなくてはならない患者が大勢いるんだろうね。私はこの知らせをどう受け取ったように見えるかい？」。とても冷静ですが、頭のなかを整理する必要があるでしょう、と彼は答えた。

二〇〇五年一二月一九日

悪夢から目が覚めた。右目を開けた瞬間、何かがおかしいことがわかる。「暗闇」がじりじり前進している――今では左側がほとんど見えない。私は表面的には落ち着いているし、分別もある。デーヴィッド・エイブラムソンという最高に信頼できる人物に任せていることはわかっているが、心のなかには恐怖に震える子ども、助けを求めて叫んでいる子どもがいるのを感じる。

二〇〇五年一二月二一日

どんな癌でも癌にかかるということは、状況が、人生が、一変することを意味する。その診断を境にそれから先は、どんなに長くても一生涯、検査と治療と警戒が続く――そしてつねに、意識するしないにかかわらず、将来についての不安感がつきまとう。今日、冬至のこの日、肝機能検査を受ける。やつは私の肝臓まで広がったのか？　私の急所を攻撃したのか？　私はメラノーマで死ぬのか？　そんな考えがつねに私の心にへばりついている。

私は腫瘍と取引した。どうしても目が欲しいと言うなら、体のほかの部分を放っておいてくれれば、目はくれてやろう。

メモリアル・スローン・ケタリング癌センターには、「MSK患者専用」と記された特別な歩道がある。私はこの病院を訪問するとき、その標示に目を留めたことがあった。「かわいそうに」と、そこを歩く人たちを見て思ったものだ。今や私自身がその道を通る。

採血される——正常だろうか？　脈拍、血圧など、型どおりの検査だ。血圧は少し高くて一五〇と八〇——ふだんは高くても一二〇と七〇だ。レントゲン室へのエレベーターは、奇妙な台形をしていて、壁が後ろに行くほど内側へと寄っているように見える。これはびっくりハウスの世界なのか、私は測量と地理がゆがむ世界を渡って行かなくてはならないのか？　少なくともこれは私の目のせいではない、とケイトが請け合ってくれた。エレベーターは本当に台形だったのだ。

病院で一連の検査と書類への記入を終えて、数ブロック離れたエイブラムソン医師の診療室に戻った。私はその場所とスタッフになじみ始めていて、今では向こうも私のことを覚え始めている。私は新しいクラブ、大ニューヨーク眼癌クラブに入ったのだ（ニューヨーク鉱物クラブに所属しているのと同じように……それからニューヨーク・ステレオスコープ協会にも入っているが、もうすぐ唯一の独眼会員になるかもしれない）。

「一二月二一日、冬至だ」と、私はケイトに言った。

「縁起のいい日ですよ」と、私を元気づけようと彼女は答えた。「これから日が長くなります」

「きみの日はね」と、私は暗い声で言った。

二〇〇五年一二月二二日

午前四時。目が覚めた。寒い。恐怖。右目を開ける。暗闇はまた大きくなっていて、小さい視覚の島、私の固視点、私の中心窩を取り囲もうとしている。すぐにすべてのみ込むだろう。

午前一〇時。さっきよりずっとよく見える。午前四時の所見は、寝室が薄暗かったことと、（私にもわかってきているように）見えない領域つまり暗点が、照度によって変化することに、関係していたのだと思う。光が薄暗いと暗点は大きくなって、中心視力がなくなることもあるのだ。

右目をつぶると、またまぶしい光が見える。失明の先触れになるまばゆい光だ。縁が波形で鮮やかな色がついている三日月が、固視点の少し上に見える。

二〇〇五年一二月二三日

右目だけでは読めないことに気づいた。行がぼやけ、焦点が定まらず、ひどくゆがむ。しかも時々波打つ。こんなに早くこのようなことが起こるとは知らなかった。この二、三日、読むのを避けていたか、あるいは、気づかないうちに左目だけで読んでいたのかもしれない。読むときは右目をつぶりがちになっている――無意識に、何気なく、ほとんど反射的にそうなる。

二〇〇五年一二月二四日

一晩よく眠って目覚めると、朝日が窓から差し込んでいて、自分が今「癌患者」であることを一瞬忘れた。気分がよく、視覚の症状が出しゃばってこない。気分がいいとちょっと危険だ――どうしてもやりすぎてしまう。今朝はプールで長く泳ぎすぎた。おもに背泳ぎで一時間、そのあとエイブラムソン医師にやめたほうがいいと言われている（たぶん網膜浮腫を引き起こす傾向があるから）自由形を数本、さらにマットとボールを使う激しい運動を三〇分間。この時点で、また視力が衰え始めた――一時間後に右目を調べてみると、ニューヨーク・タイムズの大見出しさえも読めなかった。これで中心視力喪失とはどういうことか思い知らされ、ぞっとした。

今、二時間半がたって、浮腫は（もし本当に浮腫だったのなら）治まってきているが、まだ右目がぼやけている。線と面がくねったり曲がったりしている。右目に眼帯をして、少なくとも視覚が安定している左目だけを使うほうが楽だ。

暗点を縁どる鮮やかなきらめきの内側に、あらゆる種類の像――顔、形、風景――がひとりでに現われ続ける。偏頭痛が始まるときや眠りに落ちる前、同じような像をちょっとのあいだ見ることはあったが、自分で覚えている限り、今のようにたえまなく像が現われたことはない。

二〇〇五年一二月二五日

みんなが「メリークリスマス！」と言い、私も同じような言葉を返すが、今日は私の知る限りいちばん暗いクリスマスだ。今日のニューヨーク・タイムズには、二〇〇五年に亡くなったさまざまな人物の話が写真入りで載っている。二〇〇六年のこのコーナーには私も載るのだろうか？
ケイトは楽天的でいようと努めている。「エイブラムソン先生は、これで先生が死ぬわけじゃないと言っていましたよ。何が起ころうと、なんとかしましょうよ」。私にはそんな自信がない。失明すると考えると恐ろしいし、ひょっとすると不運な一パーセントに入るかもしれないと考えてもぞっとする。

二〇〇五年一二月三〇日

午前八時。今朝、目を開けたとき、右目のなかの暗い雲がすごく大きくなっていた。起き上がって右目で窓の外を見ると、空はほとんど見えず、天井扇風機の中心を見上げると、五枚の羽根のうちの三枚が、右目にはほとんど映らないことがわかった。固視点に近い羽根の軸だけが見える。

午前一〇時。起きてから二時間たった今、暗点は狭くなって、一枚を除いてすべての羽根が見える。夜、横になっているときに浮腫ができるようなので、姿勢が重要だ――たぶん頭を起こして眠るべきなのだろう。

集中すること、心を落ち着けることが難しいと感じる。執筆もままならない。一週間前に音楽誘発性癲癇《てんかん》に関する章を仕上げてから、何も書いていない（短い手紙以外は）。少なくとも、共

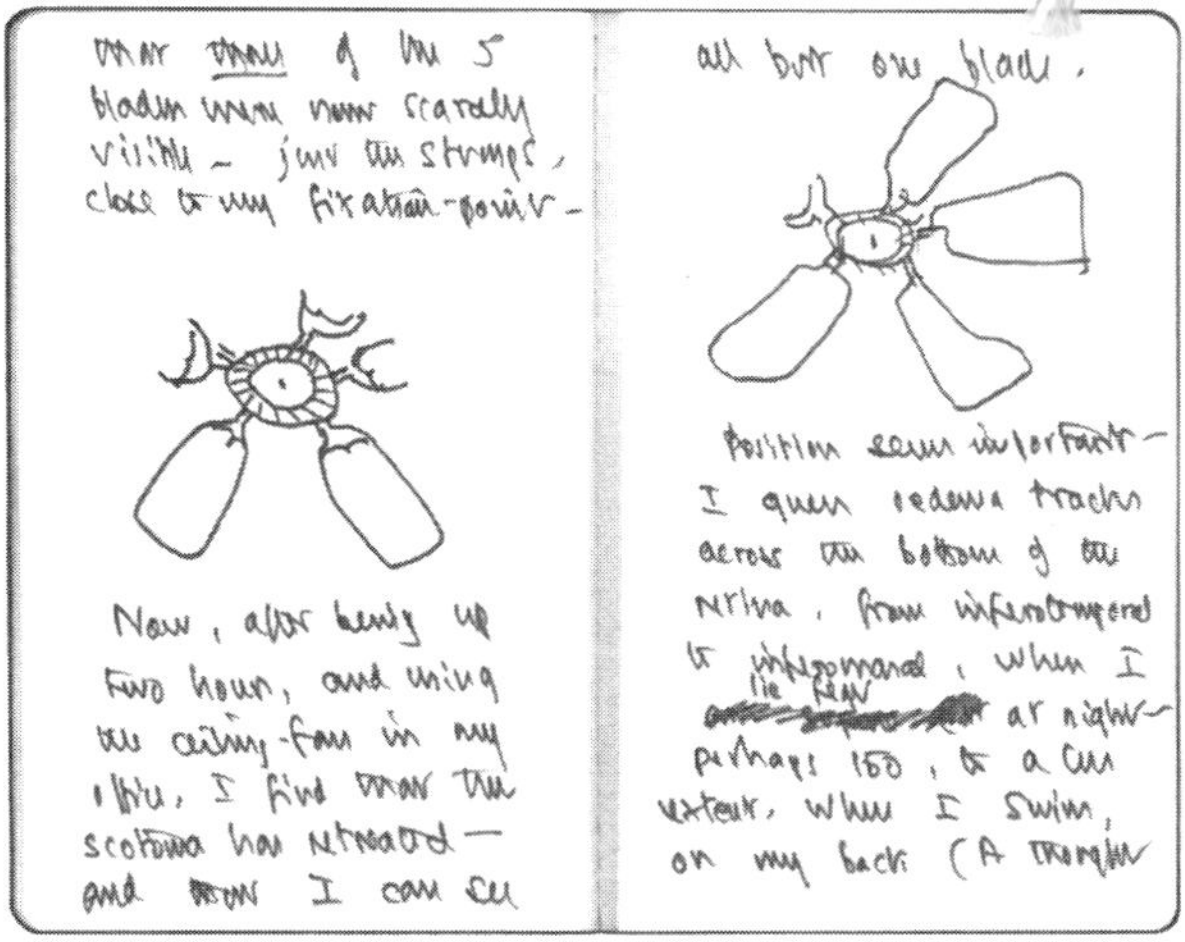

感覚と音楽について考えてはいるが。

午後四時。気分がぐんとよくなって元気が出てきた。共感覚に関する章の「色つきの音楽」の大部分を書き上げたところだ。

二〇〇六年一月一日

元日の今日、これまで経験したことのない難題に直面して、恐怖と希望を感じている。今年が私にとって最後の年になるという可能性は、低くても重大だ——が、そのとおりになるかどうかにかかわらず、私の生活が変わるのは確実であり、すでに根本的に変わっている。愛と仕事の問題、何が本当にいちばん大切かの問題が、とくに強烈に差し迫ってくる。

二〇〇六年一月五日

こんなに長く手術を待たなくてはならないのが

じれったく、いらいらする。この年末年始の休暇でとても貴重な時間が無為に過ぎ、腫瘍が私の視覚をむしばみ続けているのだろうか？　エイブラムソン医師が、できるだけ私の視力を維持しながらこの腫瘍を消し去るために、できる限りのことをしてくれると確信している。それに、（こんな状況でも）彼と再会できたことはうれしい。彼は素晴らしい医師であるだけでなく、とても繊細な人間だ——これは癌患者に対応するとき、とても重要な資質である。彼は決して急いだりいら立ったりしないように思える。私が言うことに注意深く耳を傾け、とても思いやり深く上手に対応する。メラノーマへの対策だけでなく、私への対策も立てているのだろう。

二〇〇六年一月八日

昨夜はよく眠れなかった。時々夢を見たし、目や視力のことが、それに何より自分の人生が不安で。ありとあらゆる恐怖に、もっと早く腫瘍と診断されなかったことへの（不毛な）後悔と言い訳がないまぜになって、頭のなかを駆け巡る。こんなふうに線が波打って寄っていることに、なぜ気づかなかったのか？　この数カ月、背泳ぎをするたびにプールの白い天井に見えていた小さい星やむらに、なぜ気を留めなかったのか？　それを「偏頭痛の一部」か、まつげがゴーグルに反射しているだけだと片づけてしまうとは、なんてばかだったのか。ほんのちょっと実験していたら、右目だけにしか見えないし、ゴーグルなしでも同じように見えることがわかっただろうに——昨日わかったように。何カ月も前に注意を払い、疑問をもち、解明しようとすることができたし、そうするべきだったのだ。

そうしていても大した違いはなかっただろうとボブは思っているが、いまいましいのは、「年一回」の目の検査をなぜか二年続けて受け損なって、三二カ月も目の検査をしていなかったことだ。これについては前の目医者に、ケイトに、そして自分自身に腹が立つ。この遅れがひょっとすると、私の視力ばかりか命さえも奪うかもしれない——が、そのことを考えてはいけない。今は問題が見つかって、エイブラムソン医師が言うように、十分に治療可能であることがいかに幸運か、それだけを考えるべきだ。

二〇〇六年一月九日——手術

午前一〇時。一時間ほどしたら手術を受けることになっている。手術のときどれくらい意識があるのか、どれくらいの意識でいたいのか、自分でもわからない。これまでの手術——肩と左脚の手術——では、ぜひとも状況を知っておきたかったし、手術に参加したいとさえ思った。今回は気を失っていたい、完全に。ケイトとボブが来てくれて、私を安心させ、気をまぎらわせようとしてくれている。

午後五時。手術のあいだずっと——幸いにも具合よく——意識がなかった。フェンタニルが効いてくると、何カ月も悩まされていた坐骨神経痛が消えて、だんだん意識が薄れ、いちばん深い眠りよりも深い無意識に入った。意識が戻ると、エイブラムソン医師が私の見当識と認知状態を試すために、いくつか質問をした。ここはどこですか？　何をされたのですか？　私は術後室にいて、右目の外直筋を切られ、放射性ヨウ素（正確にはＩ‐１２５）の入ったプラークを強膜に取りつけられた、と答えた。放射性ルテニウムではなくてヨウ素だったのは残念だが（私は白金族に目がない）、一二五は少なくとも、二個の平方数の和で表わす方法が二通りある最小の数なので覚えやすい、とも言った。こんなことを言った自分が驚きだ。それまで考えたことがなく、頭にふと浮かんだのだ（しばらくして気づいたが、これは間違いだった――そういう数でいちばん小さいのは六五だ）。ずっと、よくしゃべる興奮ぎみの状態にあり、私にしては珍しく、愛想よく社交的に看護師みんなとおしゃべりをしていた。ケイトが術後室まで見舞いに来てくれた（彼女があとで話してくれたが、私は遠泳をするので脈拍数が低いのは正常なのだと、看護師に請け合う必要があったそうだ）。

六時間たった今、ベッドに横になっていると、時々右目に光が、火花が見える。放射性ヨウ素から出た放射線が網膜に当たるせいなのだろうか（それで思い出したが、昔エイブおじさんが放射性を帯びた時計の文字盤をつくって、それを子どもだった私は閉じたまぶたに押しつけて、同じような火花を見ていた。……それが腫瘍の原因だったのか？）。

私の目は、あらゆる衝撃から守るための厚いガーゼと固い眼帯で覆われている。部屋の扉には放射能注意の貼り紙がしてある。人がこの部屋に入るためには指示に従わなくてはならないし、私は部屋を出られない。子どもと妊婦は入ることができないし、放射性プラークが装着されているあいだは、誰も私にキスしてはならない。私は帰宅を許されず、病院に拘禁される。私は放射能を帯びているのだ。

二〇〇六年一月一〇日

午前四時。目が覚めて、落ち着かない。もう眠れない。眼帯が目を押し、心を圧迫する（シリ・ハストヴェットの『目かくし』という本を差し入れるというしゃれたことを思いついた人がいた）が、何カ月も苦しめられていた坐骨神経痛は、不思議なことにまだ休止状態だ。部屋は静かで、平穏で、のんびりしていて、私はゆっくり流れるイーストリバーを見つめていられる。

午前九時。眼帯をしていない左目で窓の外を見て、車が木々の枝のなかにはまり込んでいるのが見えてびっくりする。まるでオモチャの車みたいだ。片方の目がふさがれていると、距離感や奥行き感がまったくなくて、もし右目の中心視力がなくなったらこんなだろうと試しているみたいだ。

午後三時。今朝から見舞い客と電話が引きも切らない。すてきなことだ——が、疲れる。ケイトが元気の出る食べ物を探すために出かけ、白身魚のベーグルサンドを買って帰ってきた。ほかの友人たちが、チョコレートとフルーツ、マツァボール入りのスープ、ハーラとニシンの塩漬けを差し入れてくれた［訳注　マツァボールやハーラはユダヤ料理］。元気がないときにいちばん効くのはニシンと燻製の魚だ。それと病院の食事も出るので、今は食料もたっぷりあり、一人でいるのがとても幸せだ。

午後四時。夜のとばりが町全体を覆う――穏やかな灰色のもやでイーストリバーが見えなくなり、周囲の建物のごつごつした輪郭が柔らかくなる。優しく、美しいとばりだ。

午後五時。突然、目に刺すような痛み、そしてきらめく紫色の図形、ヒトデ、ヒナギクが、いくつもの別々の点から広がって入り乱れる。騒ぎは視覚野全体に広がっているように思える。身がすくみ恐怖に駆られる。目のなかで何かが崩れ、ゆがみ、おかしくなっているのか？　それとも、手術で目から視覚が切り離されたことに脳が反応し、幻をつくり出して補完しているのだろうか？

午後七時。エイブラムソン医師が六時ころ来て、長い時間おしゃべり。体調はどうですか？目はどうですか？　私は例のヒトデやら何やらの「視覚の嵐」について話した。彼の考えでは、おそらく放射線に対する網膜の反応だろうということだ。この話を引き継いで私は、目のなかの放射能が強いので、蛍光性の鉱物が光るのではないかという考えを――半分真剣に、半分冗談で――話してみた。もしかすると、私の放射性の目で見つめて放射線照射したら、光らせることができるかもしれない――パーティーで受けそうな奇術だ！　エイブラムソン医師は面白がって、ケイトに鉱物を持ってこさせるべきだと言い、私が試せるように眼帯をはずしてくれると言った。

二、三週間したら網膜にレーザーを当てて、放射線を生き延びた悪性の細胞を殺すのがいい考えかもしれない、とも彼は言った。しかし私の腫瘍は中心窩にほぼ接しているので、もし中心窩が傷つけば私は中心視力をすべて失う。彼は妥協案について考えている。腫瘍のうち、中心窩から遠いほうの三分の二にレーザーを当て、中心窩そのものには触れないようにするのだ。もっと新しい治療法についても言っていた。腫瘍内の血管の成長を妨げる物質を目に注入して、腫瘍に血液が流れないようにする方法や、まだ実験段階だが新しい抗メラノーマ・ワクチンもある。しかし当面、それはすべて将来的な仮説の話だ。彼は放射線とレーザー照射が功を奏することを願っている。

とりあえず、放射性プラークを取り除くために再び手術を受ける木曜の午後まで、まだ三六時間ある。

二〇〇六年一月一一日

良き友ケヴィンが、今朝六時一五分に立ち寄ってくれた。太くて濃い眉をした彼の出現にびっくりしたが、とてもうれしかった。彼は早朝の回診をしていたので、白衣のままだった。「見ろよ！」と言って窓の外を指さすので、私はそちらに目を向けた――すると、とても柔らかいバラ色の夜明けが夜空を染めていき、そのあと、煙ったクラカトア火山のような朝焼けが、イーストリバーの上に広がるのが見えた。

私の暗点自体は盲点というより窓のようで、そこをとおして奇妙な建物や、動く人影や、小さな場面が演じられるのが見える。暗点全体に、読めない文字――象形文字かルーン文字――が書き散らされるのが見えることもある。一度、時計かアステカ暦の一部のように、数が記された巨大な扇形が見えたこともある。このような幻覚は私の力ではどうしようもない。ひとりでに展開するもので、私が考えていることや感じていることとのつながりも見つけられない。火花や視覚の嵐は網膜から出ているかもしれないが、このような幻覚はもっと高いレベルで生じているはずで、間接的にせよ、脳が自分の画像ストックから引っ張ってきて、組み立てているに違いない。

何かを見ていたあと目を閉じると、それがくっきりと見え続けるので、本当に目を閉じたかどうか疑ってしまう。仰天するような例が、数分前に洗面所で起こった。手を洗ってから洗面台を見つめていて、そのあとふと左目を閉じた。それでも洗面台がありのままに見えたのだ。部屋に戻って思った。右目を覆っている包帯はきっと完全に透明なんだ！　最初にそう考えたが、すぐに気づいたとおり、それはばかげた考えだ。包帯は決して透明ではない――プラスチックと金属と厚さ一センチのガーゼの塊だ。そしてその下にある私の目は、まだ筋肉を一本切り離されたままで、何かが見えるような態勢にはない。一五秒くらい正常なほうの目を閉じたままでいると、何も見えなくなった。それでも確かに洗面台は見えたのだ――はっきり、明るく、リアルに。どういうわけか網膜上の像、あるいは脳内の像が、正常に消去されていなかったのだ。あれは単なる残像ではなかった。残像とは、少なくとも私にとっては、ほんの一部であっという間に消える――電灯を見た場合なら、光るフィラメントが一秒かそこら見えるだけだろう――が、あの像は現実そのもののように詳しかった。洗面台と隣の引き出しと上にある鏡、場面全体が一五秒はゆうに見え続けていた。純粋に視覚が持続したのだ。何かひどくおかしなことが私の脳のなかで起こっていた。これまでこんな現象を経験したことはない。これは——不随意に現われる像と同じように、模様や人の幻覚と同じように——片目を覆われていることの影響にすぎないのか？　それとも、癌のせいで炎症を起こして半分破壊された網膜が、放射性ヨウ素からの放射線に焼かれている今、おかしなでたらめの信号を脳に送っているのだろうか？

二〇〇六年一月一二日

午前八時。今日の午後、手術からきっかり七六時間後、放射性インプラントが取り除かれ、切断された眼筋が再結合される。そしてすべてがしかるべく進めば、明日には病院から解放される。

午後六時。この手術は最初の手術と同じように楽で痛みがないと思っていたが、麻酔が切れたとき、今まで経験したことのないひどい痛みに襲われた——息がとまるほどの痛みだった。それを避けるには、目を微動だにさせないことしかない。ちょっとでも動かすと、再結合したばかりの眼筋が引きちぎれそうだ。

午後七時。エイブラムソン医師が目をチェックしに来た。眼帯をはずされると、何もかもがひどくぼやけていたが、彼が言うには、一日かそこらではっきりしてくるそうだ。彼は一日数回、薬を点眼することについて注意深く指示をして、一時的に物が二重に見えても心配はいらないし、何か困ったことが起きていると感じたら、昼でも夜でも、遠慮なく電話をくれと言った。

目薬のせいかもしれないが、目が不快にねばついたり、ごろごろしたりする。こすりたい衝動と闘わなくてはならない。

真夜中。ようやく痛みが耐えられるものになってきた。この六時間、鎮痛剤のパーコセットとジラウジッドを大量に服用した。痛みに効くものは何もないように思えたが、一時間前にエイブラムソン医師がべらぼうな量のタイレノールを指示した。麻薬性の鎮痛剤が役に立たなかったのに、妙なことにこれが効き目を表わした。

二〇〇六年一月一三日

今朝、自宅に帰った。患者は退院を喜ぶのが普通だが、私は出るのが残念だった。病院では気づかってくれる人に囲まれて、必要なことはすべてやってもらえたし、見舞い客もひっきりなしで、甘やかされていた。今やそれはすべて終わり、私は自分のアパートでまた一人だ。大雪が降って道が滑りやすいので外出はできないし、当面は実質的に片目だけなので、散歩に行く勇気はない。

二〇〇六年一月一五日

午前七時。夜に吹雪になって猛烈な風が吹き荒れたが、今私の目に入るものは美しく見える。朝は最悪だ。目が覚めると、右目の視野は薄暗くぼんやりした小さい窓で、筋や点々が横切るし、

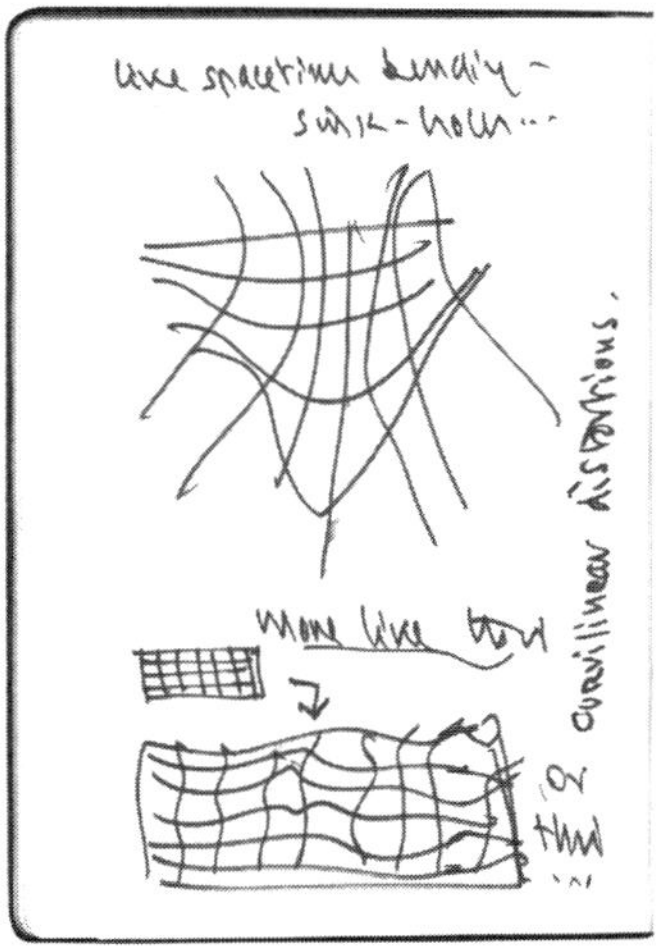

魚眼レンズで見るときのように水平線と垂直線がひどくゆがむ。

午前一〇時。手術からほぼ一週間が過ぎ、室内にいるのにうんざりしてきて、雪にもかかわらず友だちの腕につかまって外に出てみた。外はおそろしく寒く、氷で覆われ、風が強かった。車のタイヤはなすすべもなくスピンし、私たちの目の前で、氷の上に止められていた一台の車が突風で実際に数センチ前に動いた。

右目に映るものすべてに、たとえだけでなく文字どおり目まいがしそうだ——変化する流体膜をとおして見ている感じ。あらゆるものの形が流動的で、動いていて、ゆがんでいる。網膜が下にある液体のプールに浮かんでいる感じで、クラゲかひょっとするとウォーターベッドのように、形を変えているところを想像してしまう。

窓から通りをはさんだ向かいの高い長方形のビ

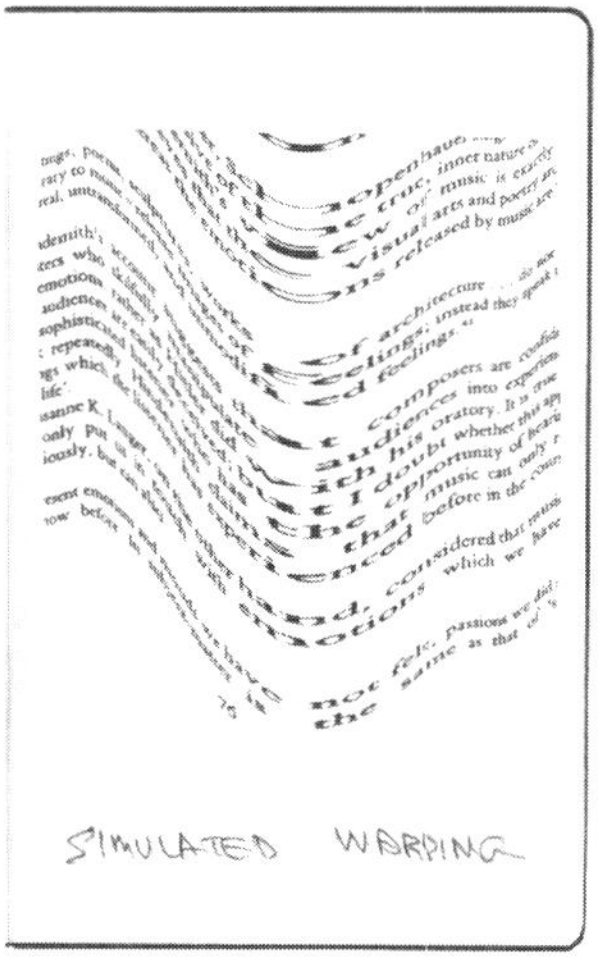

ルを見ると、びっくりハウスのなかのように、てっぺんか真ん中（どこに視線を定めるかによる）が外に広がって膨らんでいるように見える。垂直線はすべてこうなるが、水平線は一緒につぶれる傾向がある。洗面所の鏡を見ると、自分の姿の上部がゆがむ――頭がグロテスクにぺったんこなのだ。

このような現象は網膜の下の浮腫が原因で、数日中に自然に治まると言われている。それを信じられないときもある。右目のなかの失明に向かう何かが、私が（ほかの誰も）予測しなかったくらい猛スピードで襲いかかってきている気がする。それに、診断から治療までに致命的な遅れがあったのではないかという疑念もある。あの三週のあいだに、よけいな取り返しのつかない損傷が起きて、小さめの盲点だったものから視覚をつかさどる脳半球上部全体がほぼ消滅してしまうまでに、視覚が衰えたのではないか。メラノーマは緊急事態として対処し、即刻、放射線を照射するべきだったと思わずにはいられない。自分が理性を失っているのは確かで、この問題について自分が間違っていることを望んでいる――が、不信と疑念の核ができていて、それが爆発して被害妄想の嵐が巻き起こるおそれがある。

二〇〇六年一月一六日

サイモン・ウィンチェスターに、彼の著書『辺境の地（*Outposts*）』のオーディオテープを聴いてどれだけ楽しかったかを伝える手紙を書いたところだ。

私は言葉の世界で生きていて、読むことが必要だ。人生の大半を読書が占めている。これが今では容易でない。右目は当面「故障」だし、左目は左目で長年の問題を抱えている。子どものころ、左目にパンチを受けたせいで白内障をわずらい、それ以来左目の視力は標準以下なのだ。利き目の右目に一・〇の視力があったときは問題なかったが、今は問題だ。いつも使っている読書用眼鏡は左目には弱すぎる。拡大鏡を使わなくてはならず、そうするとなかなか読み進めないし、ページ全体を一度にざっと読むことができない。

ケイトと一緒に本屋まで散歩し、大活字本を手に入れようとした――がっかりしたことに、大活字本のほとんどがハウツー本かロマンス小説だ。大活字のコーナーを隅々まで探したが、もう少しましな本は一冊も見つからなかった。目が悪い人は頭も悪いと思われているみたいだ。このことについて、《タイムズ》紙に怒りの論説を書きたい気分。オーディオブックはもっと幅広いが、私はこれまでずっと読書家だった人間であり、だいたいにおいて読み聞かせられるのが好きではない。サイモン・ウィンチェスターの本はその原則に対するうれしい例外だった。

二〇〇六年一月一七日

エイブラムソン医師は、まだ網膜が浮腫のなかで泳いでいるあいだは、はっきり見える日もあれば、翌日にはほとんど見えないことがあるかもしれないと注意してくれたが、いまだにそういう変動に過剰反応してしまう——調子が良いと大喜びし、悪いと絶望する。W・H・オーデンが「自分と話す」という詩のなかで言っているように、「ふさぎとはしゃぎのあいだを自由に往来する」のだ。

泳げないのがとてもつらい。プールはいちばん気分が良くて、いちばん考えごとができて、毎日必要な場所なのだ。しかし手術のあと二週間は水泳を禁じられている。エイブラムソン医師はそれが私にとってどれだけの喪失感か、よくわかっている。彼も熱心な泳ぎ手で、診療室の壁には彼が勝ちとったさまざまなメダルが飾られている。もし医学の道を選んでいなかったら、プロのアスリートになっていたかもしれない。

エイブラムソン医師をわずらわせたくなくて（遠慮なく電話をしてとは言われたが）、今朝ボブに電話をして、目を検査してほしいと頼んだ。彼は検眼鏡を携えて来てくれて、瞳孔を拡張させ、時間をかけて入念に調べてから、見たものを絵に描いてくれた。網膜の真ん中に黒い山のようなメラノーマがあり、彼が言うには、片側が「崖」のように切り立っている。出血やまずいところは何も見えなかったそうだ。でも検眼鏡のまぶしい光のせいで、数時間にわたって右目の中央視力がまったくなくなった。右目で見るものがすべて消えたのだ——時計の中心がなくなり、その周辺の輪が残る（心のなかでそれを「ベーグル視覚」と名づけた）。これにはぞっとした。もしこの状態が永久に続いたら、もし両目とも侵されたら、まともな生活はできないだろう。黄斑変性症の人はこんなふうに生きなくてはならないのか?[1]

二〇〇六年一月一八日

正午。今朝の九時、右目は相変わらずかなりかすんで膨張していたが、この三時間のあいだに治まって、時計の中心をじっと見ると、12と1がまた見えるようになっている。

だが右目の色覚に何かが起こっている。今朝散歩に出かけたとき、溝に落ちていた鮮やかな緑色のテニスボールを右目だけで見たら、色がまったくついていなかった。青リンゴとバナナも同様で、どちらも嫌な感じの灰色になる。リンゴを持って腕を伸ばすと、中央が灰色で周囲がふつうの緑色に見える。まるで色覚が中心窩の周囲には残っているが、内部にはないような感じだ。青、緑、藤色、黄色はすべて薄くなるか消えているように見える。明るい赤とオレンジ色はいちばん影響が少ないので、果物の鉢からオレンジを取ってテストしてみると、その色はほぼ正常に見える。

二〇〇六年一月二五日

昨日と今日、放射線治療が終わってから一二日目と一三日目、一週間ぶりに改善の確かな兆しを認めた。リンゴは緑色を取り戻しつつあり、視力も良くなった。昨夜は普通サイズの活字（ルリアの自伝）を、寝る前に三〇分間読むことができた。入院してからのほぼ一カ月は、いつもの習慣だった寝る前の読書ができなかった。

しかし奇妙な夢は相変わらずで、悪夢のときもある。二晩前の夢では、人々が拷問にかけられ、赤く焼けた釘を目に突き刺されて視力を奪われていた。私の番が来たとき、私は必死にもがき、か細い泣き声を上げ、泣きながら目を覚ました。昨日は稲光で目が覚めた（あるいは、寝ぼけていただけかもしれない）。嵐の予報はなかったので驚き、雷鳴を待った。鳴らない。空は晴れていた。そこで、あれは損傷を受けて異常に活性化している網膜からの閃光だったのだろうと気づいた。前に火花やきらめきが見えたことはあったが、このような電光は初めてだ。

今朝、ティーツリーの林の夢を見た。ティーツリーはその下に住む人を癌からしっかり守ってくれるのだと聞いていた。

二〇〇六年一月二六日

まだ午前八時なのに、もうエイブラムソン医師の待合室には九人いる。この人たちは、いや私たちは、みんな目のメラノーマなのだろうか？　今日は子どもはいないが、比較的若い人も男女合わせて数人いる。目のメラノーマは六〇歳以上に多い病気なのに。私は目のメラノーマの遺伝子を四〇歳のときからもっていたのか、それとも二〇歳のときから？　それとも、この汚染された発癌性の惑星で増え続けている、多くの突然変異の一つだったのか？

私はエイブラムソン医師に、ボブの検眼鏡でまぶしい光を浴びたあと、右目の中心視力が一時的になくなったこと、そのあと色の変化に気づいたことを話した。彼の話によると、手術、放射線、まぶしい光によって悪化したかもしれないが、すべてはおそらく一時的なもので、いずれなくなるはずだという。検査をして、腫瘍に壊死と石灰化が見つかった——予想された放射線の結果だ。彼の印象としては「予定どおり」だが、一カ月かそこらのうちに、「修正」のレーザー照射が必要になるだろう、ということだ。もう活動を制限する必要はなく、自由に泳いでいい。やった！

午後七時。いろいろあったが、まったく非生産的な一週間ではなかった。ケイトが音楽に関する本の二章を私が見直せるようにタイプして（さらに拡大して）くれて、私は今週、数人の共感覚者と会った。みんなそれぞれに魅力的だ。字を読むのが難しいし、視野や色の変化などをテストすることに取りつかれてはいるが、それでも音楽の本を書き上げられそうだ。

それから数週間、良くなったり悪くなったりが続いた。右目がほとんど見えない日もあれば良くなる日もあり、「魚眼」のようにゆがみ、光に対して非常に敏感だった。外では目をすっぽり覆う大きなサングラスをかけ、何時間も右目をつぶすおそれのある、まぶしい太陽やフラッシュを避けなくてはならなかった。問題ない左目の正常な像が右目のゆがみと争わずにすむように、たいてい眼帯を着けていた。三月、エイブラムソン医師は放射線治療のフォローアップとしてレーザー照射を行ない、その二週間後、とうとう浮腫が引き始めた。そのおかげで右目の視覚が安定するようになり、ゆがみと光への敏感さはしだいに消えていった。

ところが、（ゆがみと違って）両目を使えばわからない色覚の異常は残った。正常な目をつぶると、突然、異なる色の世界になってしまう。黄色いタンポポの野原はいきなり白いタンポポの野原になり、もっと濃い色の花は黒くなる。明るい緑色をしたシダのイワヒバが、右目で虫眼鏡越しに吟味すると濃い藍色に変わる（ずっと右目が利き目だったので、今では左よりもはるかに悪いのに、虫眼鏡や単眼式器具を無意識に右目に当ててしまう）。

奇妙に色がみなぎったり、広がったりすることもあった。たとえば、緑色の葉っぱに囲まれた淡い藤色の花を右目で見ると、周囲の緑色が広がって入り込むので、花全体が緑色に見える。ツリガネソウの草原を見ていて左目をつぶると、ツリガネソウが緑色に変わって、周囲の植物と見わけがつかなくなる。右目と左目でそのように違う世界を知覚するのは、まるで手品のようで——「見えますね、でもこうすると、ほら消えた」——ひどく変な感じだった。

五月にエイブラムソン医師の診察を受けたとき、浮腫は完全に消えていて、腫瘍は小さくなり始めているので、運が良ければ、これから何年も視覚が良好なまま安定することを期待していい、と言われた。

そのあと二カ月間、すべて順調な状態が続き、「メラノーマ日記」と題した厚い黒のノートに書くこともどんどん減っていき、一年近く詳細なメモを再開しなかった。しかし二〇〇六年七月から、視覚の問題――とくにゆがみ、視力低下、光への敏感さ――が徐々に再発し、腫瘍の一部が再び大きくなった。

エイブラムソン医師はこのことを表現するのに「残り」という軽い言葉を使い、もう一度、前より軽いレーザー照射をすることで対処できると考えた。しかし一二月にその処置を受けても、効果はなかった。彼は中心視力を維持するために中心窩に隣接する網膜の細長い部分を慎重に避けてきたが、やはりそこを犠牲にしなくてはならない様子になってきた。

二〇〇七年四月には右目のゆがみが強烈になり、両目を開けていても視野に影響していた。人はエル・グレコの絵に似た異様に細長い姿になり、左に傾く――私がもっている版のH・G・ウエルズ著『月世界最初の人間』に描かれている、昆虫のような「月人」を思わせる。一年前に始まっていた視像の拡張のような現象は、最初は色に限定されていたが、今では見るものすべてに影響する。とくに顔がフランシス・ベーコンの描いた肖像画のように、半透明になり、一部が膨れて、原形質突起に近くなる。

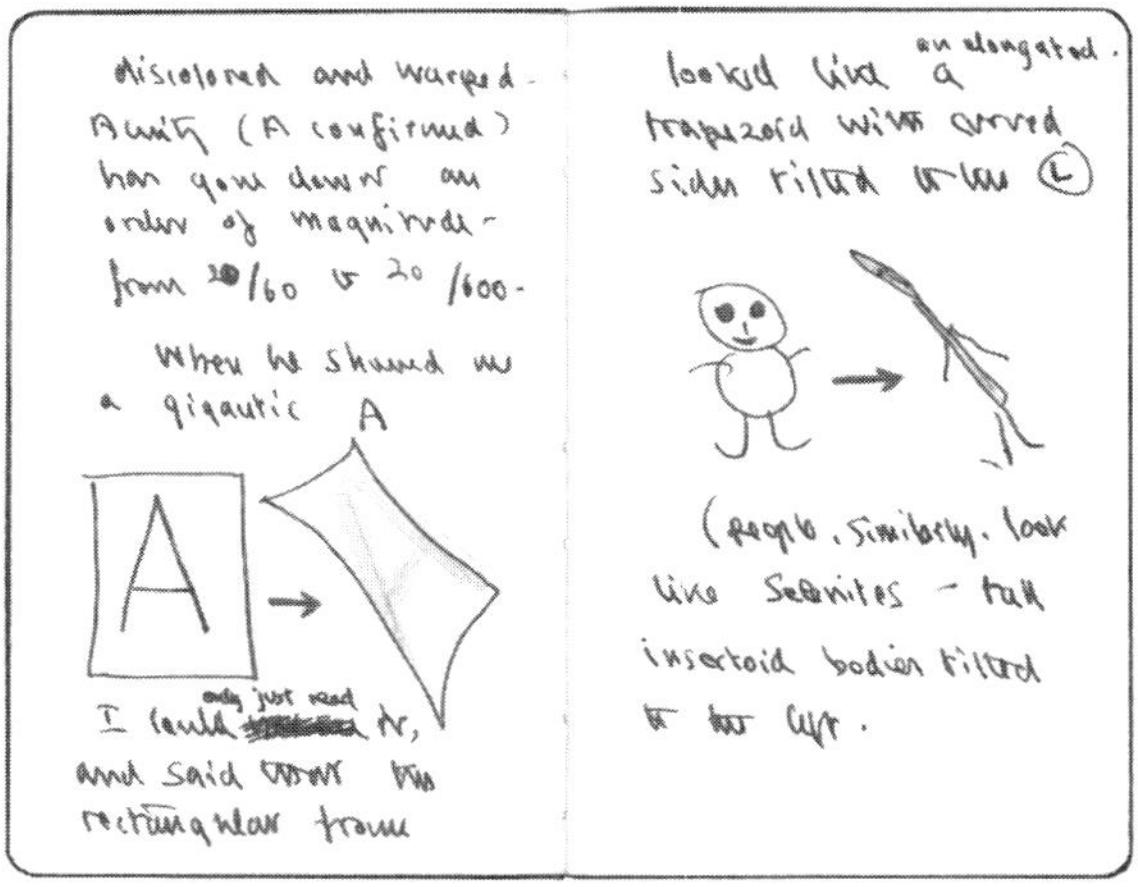

自分が無意識に右目を閉じることが多くなっているのがわかった。二〇〇七年五月には、右目の視力は〇・〇三まで落ち込んでいた——スクリーン上のいちばん大きい文字も読めなかったのだ。この時点まで、中心視力を失うことは最悪の事態だと思っていたが、今や視力がこんなにも弱く、こんなにもゆがむようになっているので、右目に中心視力がまったくないほうがましなのではないかと考えるようになった。失うものはどんどん少なくなっているように思える——そこで私たちは、三回目のレーザー照射の予定を決めた。これでついに腫瘍の残りが叩きつぶされ、ひょっとすると、右目に残っている中心視力も消滅するかもしれない。

二〇〇七年六月

二週間後のレーザー照射は、細かい焼灼《しょうしゃく》を何十回も行なったので約一時間かかり、麻酔が切れるまで保護するために右目に厚く包帯を巻いて、私は病院を後にした。その夜の九時ごろ、何が見えるか、あるいは見えないかを知らないまま、包帯をはずした。

中心視覚を部分的に曇らせる、偽足のあるアメーバのような大きくて黒い混濁が見えた。それは広がったり縮んだり脈打っているように見える——が、その縁は剃刀のように鋭い。そこに指を突き出してみると、指は黒い穴にのみ込まれて消えた。洗面所の鏡のところに行き、映る自分と向き合うと、右目では自分の顔が見えなかった——肩とあごひげの先しか見えない。ものを書くとき、ペンの先が見えなかった。

翌朝、外に出ると、歩いている人たちの下半身しか見えなかった。ジョイスの『ユリシーズ』に、ダブリンを歩く「がっしりしたズボン」が特徴的なシニョール・アルティフォーニという人物がいることを思い出した。通りにはスカートとスラックスがいっぱいで、上半身なしの脚と腰が動き回っていた（数日後には暗点が広がり、人々の足しか見えなかった）。

これはもちろん、左目を閉じたときのことだ。両目で見ると、視覚は驚くほど「正常」になっている——右目が左目の邪魔をしないので、ここ数カ月間よりはるかにまともに見える。少なくとも中心視力に限って言えば、右目は脱落し、完全に失明している。妙な話だが、これでとても楽になった——数カ月前にレーザー照射を受けていればよかったと思う。

しかしほとんど単眼視になった今、立体視覚はかなり損なわれている。視野の下のほうはいくらか周辺視力が残っているので部分的に立体視覚があるが、視野の上のほう半分から三分の二にはない。したがって、人の下半身には奥行きを知覚するが、上半身は完全に平らで二次元だ。そして当然、残っている中心視力で下半身をまともに見たとたん、下半身も平らになる。

最初の晩に包帯をはずしたとき、右目にアメーバのような黒いしみが見えた。翌日には、それがオーストラリアの形をした闇に落ち着いた。南東の隅に小さい出っ張りがあって、私はそれをタスマニアだと思った。最初の夜、天井を見上げるとそのしみが消え、存在すら定かでなくなるほど目立たなくなることに驚いた。確認のためにに試さなくてはならなかったが、やはりしみはあった――黒い穴が周囲の天井の色を帯びて、白い穴になっていたのだ。それでもやはり穴であり、指を周辺から中心へと動かすと、今は見えない暗点の縁を越えたとたんに消える。

誰もがもっている通常の盲点は視神経が眼球に入る地点であり、自動的に補完されるので、私たちはその存在に気づかない。しかし通常の盲点はとても小さいが、私の暗点は巨大で、右目の視野全体の半分以上を覆い隠している。それでも、白い面を一秒か二秒見ていると、そこが補完されて、黒ではなく白になるのだ。翌日、私はそのことを青い空で試し、同じ結果になることを知った。暗点は空と同じように青くなったが、今回は指で縁をなぞる必要はなかった。鳥の群れが通りすぎたとき、私の暗点に入ったとたんに消えてしまい、数秒後に反対側から現われたのだ。『スタートレック』のクリンゴン戦艦が透明化されるときのように。

この補完はごく局所的で、視線をしっかり固定するかどうかで決まる。目が少しでも動けば、

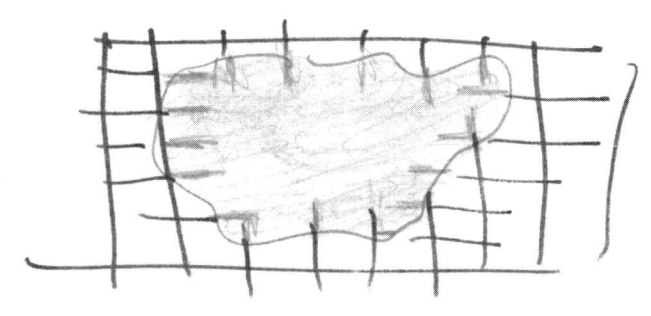

中身が散って黒く醜いアメーバが戻ってくる。局所的だが持続性はあり、赤い面を二、三分見てから白い壁を見ると、大きい赤いアメーバ（またはオーストラリア）が壁に見え、一〇秒ぐらい残ってから白くなる。

いわゆる盲点は色だけでなく模様も補完されるので、私は自分の暗点の力と限界を試す実験を楽しんだ。単純な繰り返しの模様を補完するのは簡単だった――まずオフィスのカーペットでやってみた――が、模様のほうが色より少し長い時間がかかって、たぶん複写するのに一〇秒か一五秒必要だった。池に氷が張るときのように、縁から埋められていく。模様の空間周波数と細部の細かさがきわめて重要だ。私の視覚野は、きめ細かな模様は難なく補完したが、もっと粗い模様は力が及ばなかった。そのため、たとえばレンガの壁から六〇センチのところに立った場合、暗点はレンガ色に変わるがのっぺりしている。

六メートル離れると、完璧にきちんとしたレンガ造りに見えるもので補完される。

レンガ造りが本物とまったく同じかどうか、私にはよくわからなかったが、「欠けている」壁のもっともらしい幻影をつくるには十分だった。正確な複写だと確信できるのは、チェス盤や壁紙のような、確実に予測できる繰り返し模様を見つめている場合だけである。一度、もこもこの雲でいっぱいの空を見ていたとき、暗点には薄いかすみのような雲が浮かぶ偽の空ができた。たとえ個々の雲の形は実際と違っていても、視覚野は白い雲と青い空の比率をサンプリングするか推定することによって、できるだけのことをやっている気がした。私の視覚野は厳密な複写装置でなく、示されるものをサンプリングし、（写真のように正確ではないにしても）統計的にもっともな表象をつくることができる、平均化の装置に思えてきた。コウイカやタコが自分の姿を隠すときにも、こんなふうに周囲の海底、植物、またはサンゴの、色や模様だけでなく質感さえも獲得するのだろうか――そっくりではないが、捕食者と餌の両方をだますには十分に本物らしく。

動きもある程度は補完できた。ゆっくり渦を巻いたり、さざ波を立てたりしているハドソン川を見る場合、そういう渦や波も暗点のなかで再現されるのだ。

しかしはっきりした限界があった。顔、人、複雑な物体をシミュレーションすることはできない。鏡に映る自分の顔が暗点で空白になっているとき、それを補完することはできない。しかし別の発見をして、そのことに私はただただ驚嘆した。ある日、何気なく暗点で遊んでいるとき、自分の足を右目で見て、足首の少し上で「切断」してみた。ところがつま先をぴくぴくさせて足を少し動かすと、断端が半透明のピンク色に伸びてきて、その周囲にぼんやりとした原形質の光輪が見えたのだ。つま先をぴくぴく動かし続けると、それがさらにはっきりした形になり、一分ほどたつと完全な足の幻ができ上がった。その幻には見えないつま先があって、私の動作に合わせて動くように見える。その足に細かい皮膚のきめはなかったので、完全に本物に見えたわけではない——が、それでもとても見事だった。手を暗点に入れて手首の上で「切断」した場合も、同じことが起こった。次に私は他人の手で同じことを試したが、それはまったく効果がなかった。自分の足か自分の手、自分の動作と感覚、自分の身体イメージや意図が必要であることは間違いなかった。

六月のレーザー照射のあと、目をつぶっているときでも、腕などの体の部位が動いているところが、以前よりもはるかにはっきり生き生きと目に浮かぶことに気づいた。腕を動かしているとその腕が「見える」のは、大脳皮質の視覚野と運動野の感受性との結びつきが強まったことの証に思えた。二つの領域の情報伝達と相互関係が、これまで経験したことがないほど強くなっているようだった。

二〇〇七年六月のレーザー照射から一日か二日のうちに、もう一つ私を驚かせた奇妙な出来事があった。あるとき、寝室の本棚を二、三分間見つめたあと両目を閉じると、一〇秒か一五秒のあいだ、何百冊という本が本棚に並んでいるのが、実際に見ているかのように細かく見えたのだ。これは補完ではなく、まったく違うものだ——一年半前に病院で、眼帯を「とおして」洗面台がはっきり見えたときのような残像だった。

ひょっとすると、右目の中心視力の喪失は、脳から知覚情報を奪うという意味で、右目を術後用の眼帯で覆っているのと同じなのかもしれない。視覚野が純粋な知覚の制約からある程度解放されて、亢進しているか過敏になっている状態なのだと感じた。

数日後、同じようなことが起きた。混雑した交差点に向かって歩いていたときのことだ。自転車、車、バス、そして人が、あちらこちらにせわしなく動き回っている、一分間目を閉じると、その込み入った場面がすべて、色も動きもそのままに、まるで目を開けているかのようにはっきりと「見えた」のだ。

私はふだん思い浮かべる力がきわめて乏しいので、なおさらこれには驚いた。友人の顔や自分の家の居間など、どんなものもなかなか思い浮かべられない。ところが私の経験した残像は、強烈にやたらと細かくて、自発的な像よりはるかに詳しかった。車の色までわかり、自分で意識的に目を向けたわけでもないナンバープレートを読み取れることさえあるほど細かいのだ。不随意で、無差別で、止めることができないその像は、私には写真か直観像のように思えた――が、直観像とは違って持続時間が短くはっきりしていて、一〇秒か一五秒続くと消えていく。

あるとき友人と一緒に歩いていて、二人の男性がこちらに向かって歩いてくるのが目に入った。二人とも、午後の日差しのなかでまぶしいほど明るい白いシャツを着ている。私は立ち止まって目を閉じても、まだ二人がこちらに向かって歩いているかのように、その姿をずっと見ることができた。そして目を開けたとき、白いシャツの二人がどこにも見えないことに気づいてびっくりした。もちろん彼らは通り過ぎたのだが、私は目を閉じて「見た」もの——停止した過去の断片——に夢中になりすぎて、事態がつながらないことに突然ショックを受けたのだ。「停止」と言ったが、私の心の目に見えたものにも動きはあった。彼らは大またで歩いていたが、ランニングマシンの上を歩いているようにどこにも行かず、私の心の目の中心にとどまっていた。私はこのわずかな動きをとらえて、エンドレスフィルムのように、彼らが行ってしまったあとも心のなかで繰り返していたのだ。これには、運動をとらえているのに実際に移り変わることはないスナップ写真のような、矛盾したところがあった。

私はこのような残像をかなり楽しんで、明るいネオンサインや動いたり点滅したりする広告看板のあるタイムズスクエアが、それを試すお気に入りの場所になった。何よりも強力な刺激は視対象の移動、つまり目の前を像が活発に流れていくことであり、とくに高速で走る車に乗っているときには楽しめた。

補完現象と残像には類似点があり、ひょっとすると関係もあるように感じた。どちらも以前からそれとなくはあったが、中心視力を失ってから強くなった。どちらも二〇〇七年夏の二、三カ月は強く残り、そのあとだんだん弱くなった（ただし、今でも弱いかたちで続いている）。「補完」という言葉は、見えない領域を再構成するだけにとどまらず、抑制できない視像の拡張にまで進むことがあるプロセスを表現するには、適切でないように思われた（これにも前兆があって、六月のレーザー照射の前、半分失明していた最後の数週間に、人の顔がフランシス・ベーコンの描く奇怪な顔のように伸びたり盛り上がったりしたのがそうだった)。

ある日、この視像拡張を実験するために、明るい緑色の葉が特別に濃く生い茂った古木を右目で見つめた。すぐに補完が起こって、欠けている領域が緑色に変わり、ほかの葉と同じ質感になった。そのあと「はみ出し」が起こり、葉がとくに左のほうに広がって、その結果、巨大でいびつな葉っぱの塊になった。左目を開けて実際の木の形を見てはじめて、それがいかに異様なものになっていたかがわかった。私は家に帰って、マクドナルド・クリッチュリーが「反復視」と「拡張錯視」と呼んだ「視覚の保続」のタイプに関する昔の論文を調べた。(2) クリッチュリーは、この二つの現象は似ていて、一つは時間的な保続、もう一つは空間的な保続と考えていた。(3)

ここではひょっとすると、「病理学的」という言葉を使う必要があるのかもしれない。なぜなら、あらゆる知覚が空間的にも時間的にも広がって不鮮明になったら、通常の視覚生活を送れないからだ。知覚の区別を維持するためには、制限や抑制、つまり明確な境界が必要である。

クリッチュリーの患者には、脳腫瘍などの脳障害があったが、私には網膜の損傷しかない。それでも明らかに、私も脳にかかわる現象を経験していた。網膜の機能障害のせいで、視覚野が異常に興奮しているのだと思う。何年も前――『左足をとりもどすまで』に書いた話だが――片脚の神経と筋肉を損傷したとき、そのせいで頭頂葉障害の場合と似たような奇妙な脳の症状が生じた。このことについてロシアの神経心理学者A・R・ルリアに手紙を書いたところ、彼は「周辺の障害に対する中枢の共鳴」について言及した。私は視覚の領域で、そのような共鳴を経験しているのだ。

二〇〇七年六月には、急激な幻覚——唐突に現われ、外界とは何の関係もないもの——にも襲われ、これはそれ以来ずっと、ある程度続いている。神経学者によれば、単純幻視または要素幻視と複合幻視とは対照的だという。単純幻視では、色、形、そして模様の幻覚が見えるが、複合幻視では、人影、動物、顔、風景などが見えることがある。私の場合、たいていは単純な幻覚だ。

初めのうちから、火花や縞や光の点、さらにワニ皮に似た複雑な模様も、私の視野に現われた。壁に模様やでこぼこがないのにあると思うこともあり、自分が目にしている斑点が本物であるかどうか、触って確認しなくてはならない。

両目を開けているときでさえ、視野全体に茂みのような小さいむらがたくさん見えることも多い。チェス盤が見えるときもあり、たいていは白黒だが、うっすらと色がついていることもある。そのようなチェス盤の見かけの大きさは、私がそれをどこに「投影している」かによって変わる。一五センチ離れた紙を見ているなら、切手サイズのチェス盤が見えるだろう。天井を見ているならチェス盤は三〇センチ四方になり、通りの向こうの白い壁を見ているなら、店のウィンドウの大きさになるだろう。直線のチェス盤もあれば、曲線のものもあり、双曲線に近い形のものもある。一つのチェス盤が分裂したり増加したりして、一ダースの小さいチェス盤になって縦横に並ぶこともある。複雑なパッチワークやモザイクもよく目にするもので、基本のチェス盤模様の変形か加工品のように思える。これらの模様は万華鏡のように、次から次へとたえず切り替わる傾向がある。

多角形のピース（六角形が多い）からなるタイル張りやモザイク細工も見える。平らなものもあれば三次元のものもあって、ハチの巣や放散虫にも似ている。らせんや同心円状の輪、繊細なレースの敷物のような放射状の模様もある。「地図」が見えることもある――巨大な未知の都市の地図で、夜間に低空飛行する飛行機からの眺めのように、環状道路と放射状の道路が光り、巨大な光のクモの巣のように見える。

このような模様は非常に細かいものが多い。都市の夜景には何千という明かりが見える。これらの像や幻覚は実際の知覚よりもはるかに鮮明で、はるかにきめ細かく、まるで私の心の目の視力は一・〇ではなく四・〇のようだ。

いちばんよく出てくる模様（両目を開けていても完璧に見えて、とりわけ視野にほかに何もない場合はよく見える）は、文字や数字に似た小枝のような模様で、湾曲していることもある。7やYやTやΔを認識するときもあるが、たいていはルーン文字のように理解できない。文字がランダムにいろんな角度で散らされている、子ども用のレターケースを思い出す。かなり不鮮明で、二列になっていることが多いので、石碑の銘のように刻まれたものという印象がある。視野のいたるところでこの擬似文字や擬似数字が揺らめく。ほんの一瞬で形になり、分解し、また再形成

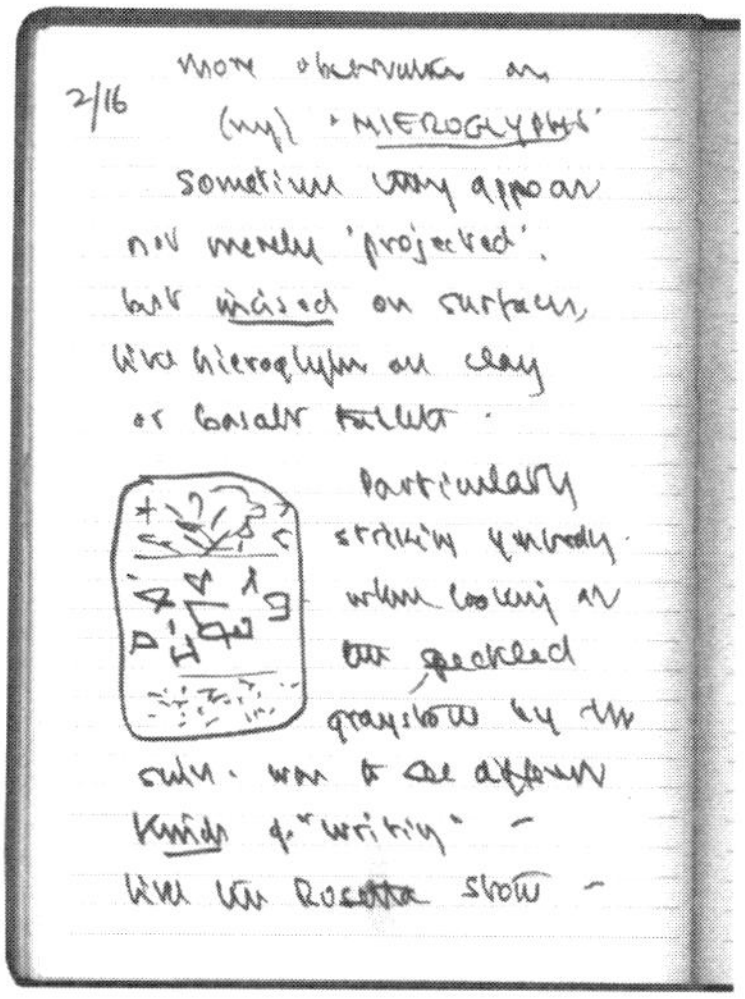

されるのだ。壁の水平の部分を見ている場合、そのルーン文字が装飾帯のように一列に並んで出てくることもある。

このような幻覚はたいてい無視できる。ここ数年、聞こえる耳鳴りを無視しているのと同じだ。しかしたいてい夕方、日中には知覚される光景や音が少なくなると、突然、そのようなかすかな幻覚が意識されることがある。そしてたいていの場合、見るべきものが何もないところ——たとえば天井、白い洗面台、空——に目を向けると、視野をたえず横切っている模様や像が意識される。それでも、このようなちょっとした幻覚は、ある意味でおもしろい。自分の視覚系が待機状態のときに背景活動として、休むことなく模様を生成しては変化させていることがわかる。

二〇〇七年一二月二〇日、木曜日

腫瘍についてはかなり楽観していた――比較的進行が遅く、落ち着いているように思われたし、エイブラムソン医師から、私のような目のメラノーマが転移するのは珍しいと言われていた。しかし月曜日（腫瘍の症状が出た日から二年目の一七日）にジムで、左肩のすぐ下の皮膚に、一〇セント硬貨ほどの大きさの丸い黒いしみを見つけて、ぎょっとした。しみの色は真っ黒で、境界ははっきりしていて、すこし盛り上がっている。普通のあざには見えない。もっと不吉なもので、目から転移した皮膚メラノーマの始まりなのか？

今夜、夕食に来たマークとピーターにそのしみを見せると、二人ともびっくりして心配そうだった。「見た目は悪い。すごく黒ずんでいるな」とマークが言った。「二四時間以内に検査してもらうべきだと思う」。メラノーマには見えないが、今まで見たことがないようなものだ、と付け加えた。二〇〇五年のときと同じようにクリスマス休暇が迫っているので、明日診てもらわなくてはならない。そうしないと、新年まで待たなくてはならないだろう。すぐにはっきりさせることができなければ、そのことで頭がいっぱいになり、パニックになりそうなのが怖い。今は動揺している……気持ちを落ち着けなくてはと思う。

二〇〇七年一二月二一日、金曜日

皮膚科医のビッカーズ医師は、親切で繊細でしかも非常に博識な人だ――私の不安を理解し、今日の予定に私の診察を入れてくれた。彼は私の腕とほかの部位の皮膚を見て、おかしいところはないと考えた。彼の話によると、その黒いものは、加齢とともに肌にできる茶色いしみに少し内出血しただけだという。おそらく私が何かにぶつけたのだろう。二、三日で血は消える。私は心からほっとした——検査してもらうのに一月まで待っていたら、気が変になっていただろう。

メラノーマになるまで約一〇年間、私はニューヨーク・ステレオスコープ協会の活動的な会員だった。子どものころからずっと、立体鏡や立体錯視で遊ぶのが好きだったのだ。奥行きがわかるのは色がわかるのと同じくらい自然で、私の視覚世界にとって欠かせないことだと、ずっと思ってきた。奥行き知覚のおかげで、物体の立体感だけでなく、空間——物体が存在する素晴らしい透明な環境——の現実感も得られた。片目をつぶるとたんに視覚世界がつぶれ、また開けた瞬間に再び膨らむことを、はっきり自覚していた。ステレオスコープ協会の会員仲間にはそういう人が多いが、私もたいがいの人より視覚的に深い世界に生きているようだった。

ステレオ・スーと知り合っていろいろ経験し、生まれてこのかた立体視覚がなかった彼女がそれを手に入れたときの歓喜を知って、立体視覚をありがたいと思う気持ちがさらに強まった。実際、二〇〇四年と二〇〇五年のほとんどを、私は立体視覚について考えたり書いたり、スーと手紙をやり取りしたり、この知覚に没頭して過ごしていた。

そして二〇〇七年の六月、メラノーマが私の中心窩を侵略してレーザー照射が必要になり、私は右目の中心視力をすべて失い、それとともに立体視覚もなくした。子どものころに片目をつぶって実験していた、突然平たくなる視覚世界が、今や恒久的な状態になった。そもそも立体視覚がほとんどない人もいるし、両眼手がかりをほとんど使っていないために立体視覚を失っても違いにほとんど気づかない人もいる。私の状況はまったく違った。立体視は私の視覚生活の中心だったので、その喪失は、日常生活の実際的な問題から「空間」の概念そのものにいたるまで、さまざまなレベルで甚大な影響をおよぼした。実際、この変化はあまりに急激だったので、きちんと理解するのに時間がかかった。

立体視はごく近いところの判断にとても重要であり、私も当初そういう場面で、こっけいなものから危険なものまで、さまざまな問題にぶつかった。カクテルパーティーでカナッペに手を伸ばしたとき、的から一五センチ以上も離れた空気をつかんでしまうことがあった。グラスから三〇センチ近く離れていた友人のひざにワインを注いだこともある。

もっと危険なのは、段差や縁石が見えなくて、つまずいたりガクンとなったりするおそれがあることだ。陰影や補助的な手がかりが何もないと、階段は地面の上の線にしか見えず、上りか下りかはもちろん、どれくらいの奥行きなのかもわからない。とくに危ないのは、屋外広場や人の家の一段下がっている居間のような、予想できない段差だ（そういう段差には視覚的手がかりの役割を果たす手すりもない）。階段を下りるのは本当に危なくて、肝を冷やすこともあるので、一段ずつ足で確かめて注意深く探りながら歩を進めなくてはならない。目にはどうしても平たく感じられて、足の主張と競合する場合さえある。常識も含めてほかのあらゆる感覚がもう一段あると言っているのに、奥行きがわからないと混乱して躊躇する。長いあいだ立ち止まったあと、自分の足を信じるつもりなのだが、視覚の影響力が優勢なのでそう簡単にはいかない。

この経験から（この二年間のさまざまな経験と同じように）、エドウィン・アボットが一八八四年に著わした傑作『フラットランド』を思い出す。アボットの二次元世界では、住人も二次元の幾何学図形である。時々、彼らの目の前で物の見かけがひとりでに変化するのだが、それはその世界の理論家によると、三次元空間内を動いている三次元の物体が存在し、フラットランドの平面を横切るときに切り口を見せていると仮定しなければ説明がつかないことなのだ。そこでフラットランドの人々は、自分たちには見えない空間次元の存在を推論する。これが私自身の状況と似ているとするのはいくぶん強引だが、自分の目にはどうしても平らに見えるのに、奥行きを推論しなくてはならないとき、必ずこの話が頭に浮かぶ。

矛盾するようだが、高さに対する恐怖はなくなった。かつては高い建物から下の道路を見下ろすと、ぞくぞくする感じ、ちょっとした恐怖感を覚えていた。トパンガ・キャニオンに住んでいたころ、曲がりくねった峡谷の道路の縁が断崖絶壁になっているところには近づかないようにしていた。落ちることを考えると背筋が寒くなるのだ。しかし奥行き知覚を失った今ではそのような感覚は消え、とんでもない高さからでもまったく無関心に見下ろすことができる。

たまに擬似立体視を体験することがある。たとえば、床に落ちている新聞紙のような平らなものが、空中に突き出ているように見えるのだ。玄関の扉を開いたとき、ドアマットをテーブルと間違えて、面くらって突然立ち止まったこともある。敷物の端や何かの境界など、地面の上に線が見えると、段差があるのかもしれないと想像することもある。この境界には段差があるのか、それともないのか？　そのため、立ち止まって慎重につま先で確かめなくてはならない。両目が見えていたときは、そのような誤認をすることはほとんどなかった。立体視のおかげで、単眼手がかりがあいまいだったり、まぎらわしかったりする状況を、はっきり明確にすることができたからだ。

道路を横断すること、段差に対応すること、ただ歩き回ることなど、以前は意識して注意する必要がなかったことに、今ではたえず気をつけて用心しなくてはならない。スーのように、人生の大半を立体視覚なしで過ごしてきた人々は、このような難題にも比較的楽に順応するかもしれないが、人並みはずれて、おそらく過剰なほど、両眼手がかりに偏った立体視をしていた私には、両目なしで活動するのが極端に難しく感じられた。

毎朝起きると、そこはすべてが重なり合って散らかった世界だ。どこにも余裕がなく、物と物のあいだに空間がない。

以前は、クリスマスになると街路樹に小さい電球が飾られるのが好きだった――きらめく光の球体が空中に浮かんでいるように見えた。ところが今では、そのようなライトがたくさんついた木も円板のように見える。星がいっぱいの空と同じように奥行きがない。植物園に行って、かつて大好きだったように、高木と低木の生い茂る葉を見つめても、何層にも重なった厚みと深みが見えない——今やすべてが平たくて混沌としている。

鏡に映る自分の影は、鏡の向こうにあるようには見えない。鏡の表面と同じ面にあるように見える。鏡のなかで服に汚れが見えるので払い落とそうとするが、それは鏡自体の表面上の汚れであることに気づく。二月のある日、同じような勘違いで、キッチンのなかで雪が降っているのかと思ってしまった——窓の「外側」が「内側」より遠くに見えなかったのだ(4)。

基本的には、何もかものっぺりしているのは嫌で、奥行き知覚の喪失を残念に思っているが、たまに二次元世界もいいものだと感じることがある。部屋、静かな通り、あるいは置かれているテーブルを、静物として、美しい構図として眺めながら、平らなカンバスやフィルムという制約のある画家や写真家ならこういうふうに見るのだろうと想像する。以前より構図の技を意識するようになって、絵画や写真の鑑賞に新たな楽しさが見つかる。もはや奥行きは錯覚さえ起こらないが、構図という意味では前より美しく感じられる。

ある日の午後、近所の日本食レストランに鮨を食べに行った。テラス席の魅力の一つは、道の向こうに立つイチョウの木の眺めである。その季節の日中、太陽の光線が木とその繊細な葉の影を、一メートル半ほど後ろの黄色い壁に細やかに映し出す。だが立体視覚をなくした私には、木とその影が同じ平面上に、まるでどちらも壁に描かれているかのように見えた——3Dの現実を日本画に変えるとは、異様だが同時にすぐれて巧妙な視覚だ。

遠くの立体視は直接的にはそれほど重要でないかもしれないが、距離を判断できないせいで、たいていは不条理な深い疑念と錯覚に見舞われやすくなった。エドガー・アラン・ポーの短篇「スフィンクス」の語り手は、節のある巨大な生物が遠くの山腹を登っているのを見るのだが、あとになって、自分が見ているのは実は鼻先にいる小さな虫であることに気づく。立体視覚を失うまで、「スフィンクス」は少し現実離れしていると思っていた。しかし今、私はつねにそのような経験をしている。先日、眼鏡に糸くずがついているのが見えたので拭き取ろうとしたところ、「糸くず」は歩道に落ちていた木の葉だとわかった。

損なわれているのは奥行きと距離の感覚だけではなく、この世界では立体物が空間内に配置されているのだという認識にとってきわめて重要な、遠近感そのものがおかしいときもある。ロングアイランドにある友人の倉庫に行ったとき、最初はそれが倉庫だとわからなかった。なにしろ空に長方形が描かれているみたいに、垂直線と水平線と対角線が見えただけだったのだ。そのあと突然、遠近感が生じて、相変わらず写真か絵のように平板ではあったが、倉庫として認識できるようになった。

奥行きや距離がわからないので、近くの物と遠くの物を合体させたり融合したりして、奇妙な合成物や怪物にしてしまう。ある日、自分の指のあいだに灰色の水かきを見つけてとまどったが、一メートル下の灰色のカーペットを見ていることに気づいた――それが自分の手と同じ平面上にあるものに見えて、手の一部だと思ってしまったのだ。友人の横顔を見ていたとき、小枝か木片が目から突き出ているのに気づいてぎょっとした——が、すぐに、それは道の向こうに立っている木の一部だと気づいた。ユニオンスクエアで、道を渡っている男性が肩に巨大な足場材をかついでいるのを目にした——そんなものをかついでいるなんで正気じゃないと思った——あと、足場材は一〇メートル後ろにあるのだと気づいた。これも合成だった。別のあるときには、消防車のはしごが私の車の屋根に突き刺さっているのを見たが、消防車は車の一〇メートル後方にいるとわかった。しかしそれがわかっても、あるいは運動視差でそれを明らかにするために頭を動かしても、おかしなことに錯覚にほとんど変化は起きない。

交通渋滞のさなか、目にしている高さ三〇メートルの巨大な浮橋は、目の前の車のサイドミラーだとわかる。女性がさしている奇妙な緑色の傘は、三〇メートル向こうの木だとわかる。いちばんぎょっとしたのは、ある夜、ベッドで読書をしていたとき、天井扇風機が私の頭のすぐ上にある読書スタンドにぶつかりそうになるのを「見た」ときだ。二つの物体が一メートル以上離れていることを「知って」いたが、それでも突然、錯覚が起こったのだ。

私から見て、出っ張っているものも引っ込んでいるものもなくなった。「前」や「後ろ」をじかに感じることはなく、オクルージョンと遠近法にもとづいて推論するだけだ。かつて空間は快適な奥行きのある領域で、私はそこに身を置き、思いのままに歩き回ることができた。私はそのなかに入ることができたし、そこで生きていて、見えるものすべてと空間関係があった。そのような空間は、私の視覚には——あるいは心のなかには——もはや存在しない。

立体視覚をなくして二年たった今では、私はとてもうまくやっている。握手をしたり、ワインを注いだり、階段に対処したりする方法を学んだ。自転車や車の運転も再開した——それが可能なのは運動視差のおかげであり、知覚が動きによって補足されているおかげであり、たとえ世界は相変わらず二次元に見えても、私は三次元世界で動いていいるおかげである。ほとんどの場合、私は自分の錯覚や合成を「見破る」ことができる。しかしそれでも、視覚世界の根本的な側面が取り去られ、物事は二度と前と同じようには見えない、二度と正しく見えない、という私の認識は変わらない。私が直面している視覚的現実は完全に間違っている——なぜなら、物事がかつてどうだったか、そしてどうあるはずかを、私はよく知っているから。

立体的に見えるのは夢のなかだけだ。幼いころから、たまに立体的な夢を見てきた——たいていは、都市の風景か深奥なグランドキャニオンの見事な立体写真を立体鏡で見ている夢だ。そんな夢から目覚めると、現実は救いがたいほど、取り返しがつかないほど、気が狂いそうなほど、のっぺりしている。

二年間、私の視覚はこの状態でかなり安定していた。やりたいことはたいていできた。右目に周辺視力があるおかげで、たとえまともな奥行きはなくても、視野は欠けていなかったのだ。この周辺視力のおかげで、視野の底辺に近い小さい三日月形の範囲は立体視が維持されていて、そのことは、たとえ残りの視野に立体視がなくても、奥行きと空間を潜在的あるいは無意識に、ある程度感じるために重要だった。しかしそれは、とてももどかしくもあった。立体視の領域が固視点の下にあるので、正常な左目で何かに焦点を合わせようとすると、とたんにまっ平らになってしまうのだ[5]。

二〇〇九年九月二七日、状況が一変した。その日もいつもと同じように始まった。水泳をして、朝食をすませ、歯を磨いていると、右目に薄いもやがかかったように思えた。右目に唯一残っていた周辺視野がかすんでいる。眼鏡が曇ったのだろうかと思い、はずして拭いてみた——が、薄いもやはまだ消えない。それをとおして物は見えるが、輪郭がぼやけている。

「よくあることさ」と私は思った（それまでそのようなことは経験したことがなかったのに）。「そのうち消えるだろう」。しかし消えなかった。どんどん濃くなっていく。私は恐怖と危機感に襲われた——何が起こっているんだ？　私はエイブラムソン医師の診療所に電話した。彼はいなかったが、同僚の医師からすぐに診療所に来るよう勧められた。私の右目を調べたマール医師は、私の疑念を裏づけた。おそらく網膜から出血していて、その血が目の裏側の硝子体液内にしみ出しているのだ。出血の原因ははっきりしないが、腫瘍、放射線、そして数回にわたるレーザー照射で、網膜が傷ついてもろくなり、血管がすり減ったり壊れたりする確率が増した可能性は高い。この時点でできることは何もない。

夕方までに、右目で自分の指を数えることができなくなり、何もかもがおぼろげにしか見えなくなった。感じられるのは窓から拡散している明かりと何かの動きだけ。人はまぶたを閉じていても、明るい光のなかでは目の前で振られている手が見えるのと同じだ。血は最終的に消えるが、半年以上かかるかもしれないと言われた――現状では、実質的に私の右目は完全に失明している。

私はあの日――二〇〇五年末、すべてがおかしくなり始めたあの日――のことを、そして四年近くにわたって右目が闘い続けてきたことを、さらには少しずつ侵食されたり照射を受けたりしてきた網膜のことを、考えずにはいられなかった。これがとどめの一発なのだろうか？

目に見えるものから気をそらすために、ピアノに向かい、目を閉じて、しばらく弾いた。それから、感覚を鈍らせてあれこれ考えないようにするために、睡眠薬を二錠飲んでベッドに入った。眠りは深かった。目覚まし代わりのラジオで目を覚まし、目を閉じたまま、覚醒と睡眠のあいだのあの夢うつつ状態で耳を傾け、それから目を開けると、朝日がさんさんと降り注いでいるのに、右目にはぼんやりした薄明かりのほかは何も見えなかった。そのときようやく、自分の身に起こったことの記憶が突然よみがえった。

月曜の朝、ケイトがやって来て、一緒に散歩に行こうと誘った。朝のグリーンウィッチ通りは、コーヒーの入ったカップと携帯電話を器用に操っている人たち、犬の散歩をしている人たち、子どもを学校に送っていく親たちでごった返していて、その雑踏のなかに出たとたん、私は自分が困った状態にあることに気づいた。人や物が突然姿を現わす、つまり何の予告もなしに私の右側にぬっと出現するので、ぎょっとして恐怖さえ覚えた。ケイトが右側を歩いて私の見えない側を守ってくれなければ、犬につまずいたり、ベビーカーにぶつかったり、何かがそこにあることにまったく気づかずに、あらゆるものと衝突していただろう。

私たちは周辺視力に対して、本来払うべき敬意を払っていない。というのも、ふだんははっきり意識していないからだ。私たちは中心窩で、つまり中心視力で、見たり、凝視したり、狙いを定めたりする。しかし私たちが状況を把握し、何を見ているにせよ、それが広い世界のなかでどういう位置にあるかを感じとれるのは、中心窩を取り囲む周辺視力のおかげなのだ。そして周辺視力はとくに動きを感知する。周辺視力が両側の思いがけない動きを知らせ、それを受けて中心視力がそれを的にするべく働き始める。

今や私の視野から、右側の周辺部が大きく——気前よく切り分けたケーキのように角度にして四〇度以上が——削り取られてしまった。大ざっぱにいうと、鼻の右側にあるものは何も見えない。(6) 右目の中心視力はもっと前に失っていたが、それでも右側で起こっていることを前もって警告したり暗示したりするのに十分な周辺視力があった。しかし今やそれさえもなくなった。右側を認知しないため、そちらから視野に入ってくるものすべてに不意を突かれ、ぎょっとしてしまう。人や物が突然右側に現われたときのとまどい、もっといえばショックを、克服することができない。空間のかなりの部分が私にとってはもはや存在せず、その空間に何かが存在しうるという考えも同じように消え去った。

神経学者は「半側無視」あるいは「半側不注意」と言うが、このような専門用語では、その状態がどれだけ異様であるかが伝わらない。何年も前、私の患者に右頭頂葉の脳卒中が原因で、自分の左半身と左側の空間をびっくりするほど無視する人がいた[7]。しかし、自分が(原因はもちろん脳の問題ではなく目の問題だが)ほぼ同じ状況になってはじめて、どういうことなのかがよくわかった。このことを痛感したのは、ケイトと一緒に散歩を終えてオフィスに戻ったときである。私は先を歩いてエレベーターに乗りこんだ――が、ケイトがいなくなっていた。彼女がドアマンと話をしているか、郵便をチェックしているものと思い込み、私は彼女が来るのを待った。すると右側から声が――彼女の声が――聞こえた。「誰を待っているんですか?」。私は唖然とした――右にいる彼女が見えなかっただけでなく、彼女がそこにいることを想像さえしなかったことに。「そこ」は私には存在しなかったのだ。そのような状況では、文字どおり「視界の外は心の外」である。

二〇〇九年一一月九日

出血から六週間が過ぎた。そのうち自分の半盲や半側空間に順応すると期待していたが、そうはなっていない。人や物が右側に突然現われるたびに、最初のときと同じくらい不意を突かれる。いまだに突然と途絶の世界、唐突な出現と消滅の世界にいる[8]。

これに対処するには、ひっきりなしに頭を動かして、見えない領域がどうなっているかを監視するしかない(それどころか、見えていない約六〇度を補うために、上半身全体をひねる必要がある)。しかしそうするのは疲れるだけでなく、ばかげているような気がする。というのも、自分で知覚している限りにおいては、私の視野は完全なのだ。私にとって主観的に欠けているものはないので、探すべきものは何もない。ほかの人の目にも異様に映るかもしれない。体をねじったり振り向いたりして、人のことをじっと見ている私は、妙なことをしていると思うだろう。

　視覚以外の感覚でも似たような経験がある。たとえば、人は完璧な脊椎麻酔を施されると、下半身の感覚と運動力をすべて失う。しかしこの表現は、人が遭遇しうる奇妙な現象を十分に表わしきれていない。人の意識、人の体の感覚は、麻酔が効いているレベルできっぱり打ち切られ、その先にあるものは自分の一部として感じられない。なぜなら、その存在を証明する情報を脳に送っていないからである。その場所、その空間とともに消え去るのだ。

　もちろん、「失った」脚を見ることはできるが、その脚が妙に非現実的で異質のもの――解剖学資料館にある蠟でできた模型のよう――に見えるので、よけいに奇妙である。機能的脳画像によって、麻酔をかけられた体の部位は、実際に感覚野の表象を失うことが明らかになっている。私の視野の右側についてもそうなっているように思える――もう脳に何の信号も送っていない、もう脳に表象がないのだ。脳に関する限り、そこはもう存在しない。

二〇〇九年一二月六日

　出血から一〇週間たったが、驚くほど順応できていない。見えない側のものを無視したり忘れたりしていないことを、何度もチェックして確認するよう、自分に言い聞かせなくてはならない

――いまだにちっとも無意識にはできない。いつか順応するのか疑わしい。手紙のやり取りをしているスティーヴン・フォックスが書いていたことを思い出す。

奥行きがなくなったことより、新たに視野が限定されたことのほうが、はるかにやっかいでした。ドアの枠にぶつかるせいで、右腕があざだらけになりました。脳がいまだに、両目からの全景を受け取っているかのように反応していたからです。右腕でテーブルの上にあるものをはたき落としてしまうこともしょっちゅうでした。実は二二年たっても、限られた視界はいまだに問題で、とくに混雑した地下鉄駅では、人々の進路が突然暗黙のうちに右側に寄るせいで、人にぶつかってきまりの悪い思いをすることがあります。

グリーンウィッチ通りだけでなく外の世界全般が、何週間も前に出血後初めて散歩に出たときと同じくらい、現実的にも想像上も、危険に満ちている。人々は先を急ぎながら携帯電話や携帯メールに気を取られているので、機能的には耳も目も不自由な状態で、周囲のことに気づかない。虫のように小さい犬を、長くて見えにくい引き綱をつけて連れている人もいるが、その引き綱は目の不自由な人にとってはわなの役割を果たす。子どもたちは目の高さより低いところをキックボードでびゅんびゅん走っている。ほかにも危険はある。マンホール、格子状の溝ふた、消火栓、突然開くドア、弁当を配達する自転車――シーンの隅々まで、整形外科が儲かるように考えられているようだ。私には一人で歩く勇気がないが、幸い、友人たちが私と一緒に歩いて、見えない側で私を導き、守ってくれる。今の時点で車の運転をしようとは夢にも思わない。

見えない側を誰かに追い抜かれることがないように、歩道の右側を歩こうとするのだが、いつもそうできるとは限らない。歩道は混雑しているし、私が思いどおりに占領できるものでもない。自分の机の上のもの——読書眼鏡、万年筆、書いた手紙——も、右側に置いておくと見失う。

それでも（フランク・ブレイディの著書『奇妙な光景　片目で見る技術（*A Singular View: The Art of Seeing with One Eye*）』で言われているように）、片目を失う人のほぼ全員がその喪失に順応し、若い人の場合や、徐々に見えなくなった人の場合は楽に順応する。さらに、侵された目が利き目でなくて、もう片方の目の視力がいい場合も（悲しいかな、私はどの条件にも当てはまらない）。たいていの人は時間を与えられれば、充実した自由な生活に戻ることができる——ブレイディが力説するように、見えない側を特別に気にかけ、異常なほど意識している限りは。

ひょっとすると、将来的には私にもできるかもしれない。しかし今の状況はそれにはほど遠い。奇妙な出来事に始終悩まされているように思える。先日、友人のビリーと散歩から戻ってきて、エレベーターに乗ったとき、彼を「見失った」。右を向くとそこに誰かが立っていて、一瞬その人がビリーに違いないと思い込んだ。すぐにそれが知らない人だと気づいたが、その人のほうも、私が振り向き、混乱した顔つきでじっと見ていることに驚き、とまどい、少し警戒しているように見えた。私が精神異常者だと思ったに違いない。私はさらに右に身をよじってようやく、その見知らぬ人の左側、私にとって存在しない場所の奥深くに、ビリーを見つけた。
五分後、私の部屋に着いて、お茶をいれるためにやかんを火にかけようと振り向いたとき、またビリーが消えた。一瞬混乱したが、すぐに先ほどとまったく同じ場所に彼を見つけた。彼は動いていなかったのだが、私が向きを変えたために、彼が私の盲点、つまり私の視覚にも心にも「存在しない場所」に入ってしまったのだ。そんなことがわずか数秒のあいだに、記憶や常識に反するかたちで起こりうることに、私はまたもやびっくりした。こういうことが起こるたびに、とにかくぎょっとする。

この新たな視覚の問題に私が適応できるかどうかは、時間がたてばわかるだろう——あるいは、先に出血が消えて、右目の周辺視力が少なくともいくらかは戻るかもしれない。今のところ、私の右の視野と脳には広い「存在しない場所」がある。私がじかに自覚していない、そして決してできない場所だ。私にとって、人や物は相変わらず「虚空に消える」、あるいは「どこからともなく現われる」——このような言い方は、私にとってもはや単なるたとえではなく、自分が経験する無の状態や存在しない場所を表わすのに、もっとも近い言葉である。

（注1）それでも黄斑変性症患者の多くは、かなり充実した自立生活を送ることができる。私の患者の一人で、元気いっぱいの老婦人が話してくれたところでは、黄斑変性症で中心視力を失ってから五年間、彼女は「周辺視力でとてもうまくやっていた」。視力は〇・一未満で法律上は失明していたが、散歩をしたり、一人で歩き回っ

たりすることができた。

（注2）反復視を意味するpaliopsiaという用語をクリッチュリーは考えたが、現在、大部分の人はpalinopsiaを使う。

（注3）フリジェシュ・カリンティは『頭蓋骨一周の旅（*Journey Round My Skull*）』のなかで、自分が視力を失いつつあるときの、ひどく変わった補完について描写している。それは私が経験する低レベルの補完ではなく、もっと高レベルのはるかに複雑な補完で、連想と記憶に頼るものである。

これまでに、光の変化がもたらすあらゆる手がかりを解釈し、記憶から全体の印象をつくり上げられるようになった。自分が暮らしているこの奇妙な薄暗がりに慣れつつあり、それが気に入りかけている。まだ人影の輪郭はよく見えるので、画家が空白の枠を埋めるように、想像力で細部を補う。目の前に見るどんな顔も、その人の声をよく聞き、動作を観察することで描こうとする。私が色と陰影を区別できないのに、正常な視力のある人が気づかないような、瞬間的な顔の表情をとらえるのを見て驚く人が多い。私も驚いた。自分がすでに失明したかもしれないと考え、突然の恐怖に襲われた。……失った現実世界を再構築するために、人々の言葉と声を利用しているだけかもしれない。眠りに落ちる瞬間、閉じかけているまぶたの裏で躍る眼内閃光から、現実世界で似ているものの像をつくり出すのと同じように。私は現実と想像の境目にいて、どっちがどっちなのか疑わしくなってきた。体の目と心の目が一体化していて、二つのうちのどちらが本当に主導権を握っているのか、わからなくなっていた。

（注４）しかし、説明がつかない出来事が二回あった。どちらのときも少し大麻を吸ったあとで、ふと気づくと完全に夢中になって一種の恍惚状態で花を見つめていた――一度は花びんに活けられたスイセン、もう一度はフェンスにからまるアサガオだ。どちらの場合も目の前で花が膨らみ、周囲の空間に突き出していて、本来の完全な三次元の姿で輝いていた。そして大麻の効果が消えると、また平らに戻った。あの光景は「現実」だったのか、それとも錯視だったのか？　擬似立体視、つまり実際には奥行きがまったくない地面上の線にたまに感じるまぎらわしい奥行きと距離の錯覚とは、まったく質が違っていた。そのときの花は確かに奥行きがあって、両目とも健康だったときのように見えていた。あれが異常な知覚か錯覚だったとしても、現実と符合する正夢のようなものだった。

　私に手紙をくれる人のなかには、大麻で逆の効果を体験することがある人もいる――立体視覚を失うため、視覚世界が絵画のように二次元に見えるのだ。

（注５）放射線治療への反応で白内障が進むにつれ、右目の周辺視力はしだいに衰えた。そのため、残っていたわずかな立体視は消えてしまった。二〇〇九年の春に白内障を取り除いたとき、周辺視力と立体視が突然回復した。右目で見るものすべてが前より明るく青くなり、翌日、植物園で行なわれたランの花の展覧会に行ったとき、驚くほど強く鮮やかな色が見えただけでなく、視野の底辺で花がこちらに突き出しているのも見えた。私はこのことを喜んだが、（少なくとも部分的な）立体視の復活がいかに短命かは知るよしもなかった。

（注６）片目を失った場合、視野を広げるための光学的、あるいは機械的な方法はいろいろあるだろう。たとえ

ばプリズムを使えば、六度から八度は視野が広がるかもしれないし、鏡を使った精巧なやり方もあるだろう。もっと思い切った解決策を試したのは、一五世紀に武芸競技中に片目を失ったウルビーノ公のフェデリコである。つきまとう暗殺の脅威を恐れ、戦場での武勇を維持したかった彼は、残っている目の視野を広げるために、外科医に鼻梁を切断させたのだ。

(注7) 私はこの患者について『妻を帽子とまちがえた男』のなかの「右向け、右!」に書いた。同僚のM・マーセル・メズラムも、別の例について書いている。「無視が深刻な場合、患者は、宇宙の半分が突然、意味のあるかたちでは存在しなくなったかのように振る舞うことがある。……半側無視の患者は、左の半側空間では何も実際に起きていないかのように振る舞うだけでなく、そこでは重要なことは何も起こりえないかのように振る舞う」

(注8) 中年で完全に失明したジョン・ハルは、この突然の感覚を『光と闇を越えて』で描写している。

目の見えない人にとって、人は話すまでそこにいない。目の見える友人と会話を続けていて、気がつくと相手がそこにいなかったという経験が何度もある。その人は私に告げずにその場を去ったのかもしれない。会話は終わったと思って、うなずいたりほほ笑んだりしたかもしれない。私に言わせると、彼は突然消えたのだ。

目が見えない人は、突然つかまれる。突然声をかけられる。予感も準備もない。……自分に近づくものの存在に対して受け身だ。……ふつうの人は、街や市場をぶらついているとき、話しかけたい人を選ぶことができる。人々はすでにそこにいて、あいさつする前に存在している。……目の見えない人にとって、人々はうつろうもの、一時的なもの、来ては去るものだ。どこからともなく突然現われ、そして消え去る。

心の目

経験とは、どの程度まで自分でつくり出すものなのか？　どれくらいが生まれもった脳や感覚であらかじめ決まっているのか？　そして脳はどの程度まで経験によってつくられるのだろう？　これらの疑問に対して、失明のような深刻な知覚喪失の影響が、意外な手がかりになるかもしれない。とくに後天的な失明は、くじけそうなほど大きな難題を本人に課す。すなわち、従来のやり方がだめになり、新しい生き方を、自分の世界を秩序だてる新しいやり方を、見つけなくてはならないのだ。

一九九〇年、イギリスの宗教教育の教授であるジョン・ハルが著わした『光と闇を越えて』という比類ない本が、私のもとに送られてきた。ハルは一三歳で白内障をわずらい、四年後に左目がまったく見えなくなって、独眼で大人になった。右目の視力は三五歳前後までまあまあの状態を保っていたが、そのあと一〇年で徐々に衰え、ハルは拡大鏡の度を強くし、書くときのペンを太いものにしていかなくてはならなかった。そして一九八三年、四八歳で完全に失明した。『光と闇を越えて』は、それから三年のあいだに彼が口述した日記である。目の見えない生活への移行が鋭く洞察されているが、私にとってとりわけ衝撃的だったのは、失明したあと視覚的な心像と記憶が弱くなり、最終的にはほぼ（夢のなかを除いて）消滅してしまったとの記述である。彼はその状態を「深い失明」と呼んでいる。

ここでハルが言わんとしているのは、視覚の心像と記憶の喪失だけでなく、見るという概念そのものの喪失であり、「ここ」や「そこ」そして「向き合う」といった概念も、自分にとって意味がなくなったように思えるということだ。物には外観、つまり目に見える特徴があるという感覚が消え去った。数字の３がどんなふうに見えるものなのか、指で空中になぞらなければ、想像することができなくなった。３の運動イメージは構築できるが、視覚イメージはできない。

最初、ハルはこのことにひどく落ち込んだ。妻や子どもの顔も、知り合いの顔も、大好きだった風景や場所も、思い出すことができない。しかしその後、それは視力喪失に対する自然な反応だと考え、すこぶる冷静に受け止めるようになった。それどころか、ほかの感覚を十分に発揮して高めるために、視覚心像の喪失は必須条件と感じたようだ。

完全に失明してから二年後、どうやら心像と記憶が非視覚的になったため、ハルは生まれつき目が見えない人のようになった。とても敬虔に、十字架の聖ヨハネを思わせるような言葉を使って、ハルは一種の黙従と喜びをもって身をゆだね、深い失明の状態に入った。彼は深い失明を「正真正銘の自立した世界、独自の場所」と言い、「全身で見る人になることは、濃縮された人間のありようの一つである」と書いている。

ハルにとって「全身で見る人」になるとは、自分の注意、自分の重心を、ほかの感覚に移すことを意味し、それらの感覚は新たな豊かさと力を得る。そのため彼は、それまであまり注意を向けたことのなかった雨の音から、風景をいかに隅々まで描けるかについて書いている。なにしろ雨が庭の小道に当たる音、芝生を打つ音、庭の茂みを打つ音、庭と道路を隔てているフェンスに当たる音は、それぞれ違うのだ。

雨はあらゆるものの輪郭を描き出すすべを知っていて、それまで見えなかったものに色彩をほどこす。間断なく降る雨は、断続的なばらばらの世界ではなく連続する聴覚経験を生み出し、……状況全体の豊かさをすべてまとめて示し、……遠近感をもたらし、世界のある部分と別の部分の現実的な関係に対する感覚を与える。

聴覚経験（または注意力）がこれまでになく強くなり、ほかの感覚も研ぎ澄まされたことで、ハルは目が見えていたときには経験したことがないほど、自然への親近感を覚え、世界内存在の強さを感じるようになる。目が見えないことは彼にとって「解しがたい逆説的な恵み」になった。これは単なる「補償」ではなくて、まったく新しい秩序、人間としての新しいあり方だと、彼は強調している。それによって彼は視覚への郷愁から抜け出し、「正常」で通ろうとするための緊張やうそから解放され、新しい目当て、新しい自由とアイデンティティーを見つけた。大学での授業は幅が広がり、前よりも雄弁になった。彼の筆致はより強く、より深くなり、彼は知的にも精神的にも大胆になって、自信を深めた。自分がようやくしっかり根づいたと感じたのだ。[1]

ハルの話は、一つの知覚を奪われた個人が、新たな中心、新たな知覚アイデンティティーに合わせて、自分をすっかり構築し直せることを示す、驚くべき事例に思えた。とはいえ、彼が述べているような視覚記憶の消滅が、何十年にもわたって豊かな意義深い視覚経験をしてきた大人に起こるのは、とても珍しいとも感じた。しかし、彼がこのうえなく綿密かつ明快に語った話の信憑性に、疑いの余地はなかった。

認知神経学者は二、三〇年前に、脳はかつて考えられていたように回路が固定されているわけではないことを知った。ヘレン・ネヴィルはこの分野のパイオニアの一人で、言語習得前難聴者（つまり、二歳くらいになる前に耳が聞こえなかった、または耳が聞こえなくなった人々）の場合、脳の聴覚野は退化していないことを示した。その部位は変わらず活動的で機能するが、活動も機能も新しくなる。つまり視覚言語を処理するように変化する――ネヴィルの言葉を借りると「再割り当て」されるのだ。生まれつき目が見えない、あるいは幼いときに目が見えなくなった人についての類似の研究は、視覚野の一部が音と触感を処理するように再割り当てされて使われる場合があることを明らかにしている。

このように視覚野の一部が再割り当てされることで、視覚障害者の聴覚や触覚などの感覚は、目の見える人にはおそらく想像もできないほど、素晴らしく鋭くなりうる。一九六〇年代に球面を裏返す方法を示した数学者のベルナール・モランは、六歳のとき緑内障で失明した。彼は自分の数学の業績には、特別な種類の空間感覚が必要だと感じていた――それは目の見える数学者がもっていそうにない触知覚と想像力だ。貝類学者のヒーラット・ヴァーメイが、貝殻の形と輪郭の微妙な違いをもとに多くの新種の軟体動物を正確に叙述した業績も、同じような空間や触覚の能力が中心になっている。ヴァーメイは三歳のときに失明している(2)。

このような発見と報告を目の当たりにした神経科学者たちは、一九七〇年代に、脳には少なくとも生まれてから数年のあいだは、ある程度の柔軟性や可塑性がありうると認めるようになった。しかしこの臨界期が終わると、脳の可塑性はぐっと低下すると考えられていた。

しかし脳は、感覚遮断に反応して劇的な変化を遂げる能力を失わない。二〇〇八年、ロトフィ・メラベとアルバロ・パスカル＝レオーネのチームは、目の見える成人の場合でも、たった五日間目隠しをされただけで、非視覚的な行動と認識に著しくシフトすることを示し、それに付随する脳の生理学的変化を実証した（そのような急速で可逆の変化は、既存だが潜在していた感覚間のつながりを利用しているように思われる一方、とくに幼少期または出生時からの失明に反応して起こる長期的な変化は、脳の回路の大がかりな再編成を伴う可能性があり、二つの変化を区別することが重要だと彼らは感じている）。

どうやらハルの視覚野は成人期に入っていても、視覚入力の喪失に対して、視覚心像のもつ力をあきらめて、ほかの感覚機能——聴覚、触覚、嗅覚——に引き継ぐことで順応したらしい。私はハルの経験が後天的失明の典型であり、視力を失った人がみな早晩見せる反応だと考えた——脳の可塑性を示す素晴らしい事例だ、と。

しかし一九九一年にハルの本についての小論を発表すると、目の見えない人たちからびっくりするほどたくさんの手紙をもらった。それらの手紙はたいてい困惑している感じで、なかには憤慨しているものもあった。その人たちの多くは、自分はハルの経験に同感できないと書いていて、視力を失ってから何十年たっていても、視覚の心像や記憶をなくしたことはないと言っている。一五歳で失明したある女性はこう書いている。

私はまったく目が見えなくても……自分はまさに視覚型の人間だと思っています。いまだに目の前に物が「見えます」。こうやってキーボードを打っているときも、その手を見ることができます。……新しい環境では、その外観のイメージを描けるまで落ち着きません。一人で移動するためには、心のなかの地図も必要です。

ハルの経験を失明に対する典型的な反応だと受け止めたのは間違いだったか、あるいは少なくとも偏った見方だったのか？　ほかのまったく違う可能性を意に介さず、一つの反応方法だけを強調するという過ちを犯したのだろうか？

この気持ちは数年後、ゾルターン・トレイという名のオーストラリアの心理学者から手紙をもらったとき、頂点に達した。トレイが手紙に書いていたのは失明のことではなく、脳と心の問題や意識の本質について彼が書いた本のことだった。手紙のなかで彼は、二一歳のときに事故で失明したことにも触れていた。「視覚による適合から聴覚による適合に切り替えることを勧められた」が、彼はその忠告に逆らい、自分の心の目、視覚心像の力を可能な限り最大に伸ばすことを決意した。

その決意は首尾よく実現し、彼は心のなかでイメージを描き、保持し、操る、卓越した能力を身につけたそうだ。そのため、自分には失った知覚世界と同じくらいリアルで鮮明に思える、仮想の視覚世界を構築できる――それどころか、よりリアルでより鮮明な場合もある。さらにこの心像のおかげで、視覚障害者にはほとんど不可能に思えるようなことも、やってのけることができた。

「いくつも切妻のある自宅の屋根の雨どいを、人手を借りずに取り替えました。そのために使ったのは、今ではすっかり私の思いどおりに敏感に反応する心的空間を、焦点を絞って正確に操る力だけでした」。トレイはのちにこのエピソードを膨らませて、目の見えない男性が一人で家の屋根に――しかも夜に（もちろん暗闇は彼にとって何の関係もない）――上っているのを見た近所の人たちが、びっくり仰天したことも語った。

そして彼は、新たに強化された視覚心像のおかげで、前にはできなかったような考え方ができるようになり、機械その他のシステムのなかに自分を投影し、解決法やモデルやデザインを思い描くことができるようになったと感じていた。

私はトレイに返事を書き、別のもっと個人的な本、人生が失明にどう影響されたか、それに対処するのにまさかと思うような一見矛盾している方法をとった経緯についての本を、書いてはどうかと勧めた。数年後、彼は『闇から抜け出して（*Out of Darkness*）』の草稿を送ってきた。この新しい本でトレイは、第二次世界大戦前のハンガリーで過ごした子ども時代と青年時代の視覚記憶について記述している。ブダペストの空色のバス、卵色の路面電車、ガス灯の明かり、ブダ地区側にあったケーブルカー。気楽で恵まれていた若者が、父親と一緒にドナウ川を望む山の木立を歩き回り、学校でゲームやいたずらに興じ、作家や俳優などあらゆる種類のプロがいる非常に知的な環境で育った様子が描かれている。トレイの父親は大きな映画会社の社長で、よく息子に台本を読むように与えたものだった。「そのおかげで、物語と筋と登場人物を思い浮かべ、想像力を働かせるチャンスに恵まれたが、そのスキルが何年も先に命綱となり力の源となった」と書いている。

しかしそんな状況がすべて、ナチスによる占領、ブダの包囲攻撃、そしてその後のソ連による占領で、情け容赦なく終止符を打たれた。そのころには青年になっていたトレイは、壮大な疑問に強く心惹かれていた――宇宙のなぞ、生命のなぞ、そして何より意識と心のなぞだ。一九歳のとき、自分は生物学、工学、神経科学、心理学に没頭する必要があると感じながらも、ソ連の支配下にあるハンガリーでは知識人としての生活を送るチャンスがないと知っていたので、トレイはオーストラリアに亡命したが、お金もコネもなかったために、そこでさまざまな肉体労働に従事した。そして一九五一年六月、勤務先の化学工場で酸のタンクの栓が緩み、彼は人生の岐路となる事故に遭う。

私が最後にはっきり見たものは、私の顔をのみ込み、私の人生を変えた酸の洪水のなかできらめく光だった。それは一瞬の閃光で、すぐそばのドラム缶の黒い輪に縁どられていた。これが最後のシーンであり、私と私の目に見える過去とをつなぐ細い糸である。

両目の角膜が救いようのない損傷を受け、視覚障害者として生きなくてはならないことがはっきりしたとき、聴覚と触覚を土台に世界の表象を再構築し、「見ることも思い浮かべることも、すべて忘れることだ」と言われた。しかしトレイにはそんなことはできなかったし、する気もなかった。彼は私あての最初の手紙で、この岐路における決定的な選択の重要性を強調していた。「部分的に感覚遮断された脳がどこまで生活を立て直せるかを解明しよう、と即座に決意しました」。このような言い方だと、観念的で実験のように聞こえる。しかし彼の本には、その決意の根底にあるとてつもない熱情が感じられる。それは暗闇――トレイの言葉を借りれば「空っぽの闇、自分をのみ込む陰鬱な霧」――への恐怖と、光と視覚を失いたくない、たとえ記憶と想像のなかだけでも鮮明で生き生きした視覚世界を維持したい、という熱い思いだ。本のタイトルがそれをすべて表わしていて、果敢な抵抗の気持ちが最初から表明されている。

意図的に心像を使わなかったハルは、それを二年か三年のうちに失い、3はどちら側が丸くなるのか思い出せなくなった。一方のトレイはすぐに、四桁の数字どうしの掛け算を黒板に書いてやるときのように、頭のなかで全工程を思い描き、下位の工程を別々の色で「塗って」、実行できるようになった。

トレイは自分の視覚心像に対して慎重な「科学的」態度を維持し、利用できる方法を総動員して、イメージの正確さをチェックすることに心を砕いた。「私はイメージをとりあえず描いて、何らかの情報がそのイメージを支持したときだけ、信頼して重んじるようにした」。彼はまもなく、独力で屋根の修理を行なったときのように、自分の視覚心像の信頼性に対して、命を賭けるに足るほど自信を深めた。そしてこの自信が、ほかの純粋に頭のなかだけのプロジェクトにも広がった。彼は「たとえば作動中の差動変速装置の内部を、まるでそのケーシングの内部から見ているように、思い描くことができるようになった。歯車がかみ合い、回転し、必要に応じて回転を分配するのを、見守ることができる。私はこの心のなかの光景を、機械や技術の問題と結びつけていじるようになり、原子のなかで素粒子がどう関係しているか、生きている細胞のなかで要素がどう関係しているかを思い描けるようになった」。脳が「相互作用するルーティンをたえず器用に回している」ところを思い描くことによって、脳と心の問題を新たな角度から考えられるようになったという意味で、この心像の力はきわめて重要だった。

『闇から抜け出して』の草稿を受け取ってからすぐ、また別の失明にまつわる回想録の校正刷りを受け取った。サブリエ・テンバーケンの『わが道はチベットに通ず』である。ハルとトレイが考える人であり、それぞれのやり方で内面性や脳と心の状態に没頭したのに対し、テンバーケンは行動する人であり、たいてい一人でチベット中を旅した。チベットでは何世紀にもわたって、目の見えない人たちは人間でないかのように扱われ、教育も仕事も、敬意も、コミュニティにおける役割も与えられなかった。この一〇年ほどのあいだに、テンバーケンはほぼ独力でこの状況を変えた。チベット語の点字を考案し、チベット初の盲学校を設立し、盲学校の卒業生を地域社会に溶け込ませたのだ。

テンバーケン自身もほぼ生まれたときから視覚障害をもっていたが、一二歳になるまでは人の顔と風景を認識することはできた。ドイツでの少女時代、彼女は絵を描くことが大好きで、とくに色を好み、形を見わけることができなくなったときも、まだ色で物を判別することができた。(3)

テンバーケンはチベットに行く一〇年以上前から完全に失明していたが、ほかの感覚とともに、言葉による説明、視覚記憶、そして絵を描くときの鋭い感性や強い共感覚も使い続けて、風景や部屋、環境や場面の「像」を組み立てた――聞く人がびっくりするほど生き生きした細かい像である。そのイメージは、笑いを誘うほど大幅に現実とは違うこともある。たとえば、彼女が仲間とチベット最大の塩湖、ナム湖までドライブしたときにこんな出来事があった。はやる気持ちで湖のほうを向き、テンバーケンが想像のなかで見たのは「午後の日差しを浴びて雪のように光る塩の結晶の岸に縁どられた広大なターコイズブルーの湖水……。そして下のほうには、深緑の山腹で数人の遊牧民が草を食《は》むヤクを見守っている」。あとでわかったのだが、彼女は湖をまったく「見る」ことなく、別の方角を向いて、岩と灰色の風景を「見つめて」いたのだ。こんな違いにも彼女はまったく動じない――そのように生き生きした視覚想像力があることに満足なのだ。これは本質的に芸術的な想像であって、事実とまったく一致しない印象派やロマン派のものになりうる。一方のトレイの想像はエンジニアのそれであり、事実にもとづいた細部まで正確なものでなくてはならない。

ジャック・リュセランはフランスのレジスタンス闘士で、その回想録『そして光があった(*And There Was Light*)』は、おもにナチスとの戦いや、のちのブーヘンワルトでの経験を語っているが、幼いころの失明への適応にまつわる美しい描写もたくさん織り込まれている。彼が事故で失明したのは八歳になろうというころで、そのような事態に遭遇するには「理想的」な年齢だったと、本人は思うようになった。というのも、呼び起こせるような豊かな視覚経験はすでにあったが、「八歳の少年は体にも心にもまだ癖がついていない。その体はどこまでもしなやかである」からだ。

最初、リュセランは視覚心像を失い始めた。

目が見えなくなってからすぐに、父と母の顔を、愛していた人たちの大部分の顔を忘れた。……人の肌が黒いか白いか、目が青か緑か、気にするのをやめた。目の見える人たちはそんな無意味なことを観察するのに時間をかけすぎている気がした。……そういうことを考えもしなくなった。人にはそういうものがないように思えるようになったのだ。私の心のなかでは、男も女も頭や指がないように見えるときがある。

これはハルの場合と似ている。彼はこう書いていた。「だんだんに、人がどんなふうに見えるかを想像しようとしなくなっている。……人々がどんなふうに見えるかを実感すること、人々に容姿があるという考えに意味を見いだすことが、どんどん難しくなっていると感じる」。

しかしその後リュセランは、実際の視覚世界とその価値や分類の多くを放棄する一方で、トレイの場合と同じように、想像上の視覚世界を構築して利用するようになった。彼は自分が特別なカテゴリー、「視覚型の視覚障害者」に属していると考えるようになった。

リュセランの内面の視覚は、光の感覚、形のない大量の流れる光輝として始まった。この神秘的ともいえそうな状況では、神経学用語は格を下げるように聞こえるのは避けられないが、それでもあえて、これは解放現象であると解釈していいだろう。正常な視覚入力を奪われた視覚野が、自然に、ほぼ突発的に、覚醒したのだ（このような現象は、ひょっとすると耳鳴りや幻肢に似ているのかもしれないが、この場合は、早いうちから想像力豊かだった信心深い少年によって、霊妙な要素が加えられている）。しかしそのあと彼は、形のない光輝だけではなく、視覚心像の強い力が自分にあることに気づいた。
視覚野と心の目が活性化して、彼の心は、考えたり望んだりしたことが何でも映し出され、コンピューター画面上でできるような操作を必要に応じてできる「スクリーン」をつくり上げた。「このスクリーンは、すぐに枠の端に来てしまう長方形や正方形の黒板のようなものではない」と彼は書いている。

私のスクリーンは、つねに必要なだけの大きさがあった。空間内のどこにもないからこそ、同時にどこにでもあったのだ。……名前、人影、物全般が、必ず形をともなってスクリーン上に現われ、しかも白黒ではなくて虹の全色がついていた。私の心に入ってくるものはすべて一定量の光を浴びていた。……数カ月のうちに、私の世界は画家のアトリエに変わった。

見えないものを心に描く視覚化の優れた能力は、若きリュセランにとって、点字学習のような非視覚的な（と人が考える）ものにも、輝かしい学業成績にも、欠かせないものだった。視覚化は外の現実世界でも同様に重要だった。リュセランは目の見える友人のジャンとの散歩について語り、セーヌ渓谷を望む山腹を登ったとき、ジャンに言ったことを次のように書いている。

「見ろよ！　今回は頂上だぞ。……太陽が目に入らなければ、曲がりくねった川の全景が見える」。ジャンはびっくりし、目を見開いて叫んだ。「そのとおりだ」。このちょっとした場面は二人のあいだでさまざまに形を変えて何度も繰り返された。

誰かがある出来事のことを話すたびに、その出来事がすぐにスクリーン上の所定の場所に映し出される。スクリーンは心のなかのカンバスのようなものだ。……［ジャンは］私の世界と自分の世界をくらべて、自分の世界のほうは絵が少ないし、色もはるかに乏しいことに気づいた。そのことに彼はほとんど怒っていた。「それについて言えば、僕たち二人のどちらが目が不自由なのだろう？」とよく言ったものだ。

視覚化と視覚操作の――人の姿勢と動きだけでなくあらゆる空間の地形も思い浮かべ、守備と攻撃の戦略を心に描く――並はずれた能力と、カリスマ性と（裏切るおそれのある人間を見つける狂いのなさそうな「鼻」や「耳」と）が相まって、のちにリュセランはフランス・レジスタンスの象徴的存在となった。

これで四冊の回想録を読んだわけだが、目の見えない人の視覚経験の描写はどれも驚くほど違っている。ハルは「深い失明」に黙従的に身をゆだねた。トレイは「強制的な視覚化」を行ない、内面の視覚世界を細部まできちんと構築している。テンバーケンは小説にも近い自由な視覚想像をほとばしらせ、共感覚という目覚ましい特殊な才能をもつ。そしてリュセランは自分を「視覚型の視覚障害者」の一人と認めている。典型的な失明経験などというものがあるのだろうか？

臨床心理士で精神分析医でもあり、聖書にまつわるテーマで講演をするデニス・シュルマンは、気さくで、ずんぐりしていて、ひげをはやした五〇がらみの男性で、一〇代のときにだんだん視力が衰え、大学に入るまでに完全に失明していた。数年前に会ったとき、彼の経験はハルの場合とはまったく違うと言われた。

私は三五年間目が見えなくても、まだ視覚世界で生きています。とても鮮明な視覚記憶と視覚イメージがあるんです。妻のことは見たことがないのに、彼女のことを視覚的に考えます。子どももそうです。自分のことも視覚的に見えますが、最後に見た一三歳だったときの自分です。イメージを更新しようと努力はしますけど。よく講演をしますが、そのときの原稿は点字です。でも頭のなかに入れたら、点字の原稿を視覚的に見ます。触覚ではなく視覚的なイメージなんです。

七〇歳を超えた元ソーシャルワーカーのアーリーン・ゴードンは、状況は自分の場合もよく似ていると話してくれた。「［ハルの本を］読んだときはびっくりしました。私の経験とはあまりにも違うので」。デニスと同様、彼女はいまだに自分のことを、いろいろな意味で視覚型の人間だと思っている。「私にはとても強い色の感覚があります。自分の服は自分で選びますよ。色を言われれば、『ああ、それならこれかあれと合うわ』と思うんです」。確かに、彼女はとても粋な服装をしていて、明らかに自分の容姿にプライドをもっていた。

彼女は視覚心像もまだたくさんある、と続けた。「三〇年以上も目が見えませんが、目の前で腕を前後に動かせば、それが見えます」。腕を動かすことがすぐに視覚イメージに翻訳されるようだった。オーディオブックをあまり長いあいだ聴いていると、目が痛くなるとも話していた。そういうときは、話し言葉の音声が自分の前にありありと視覚化された本の活字に変わり、それを自分が「読んでいる」感じなのだという。(4)

アーリーンのコメントで患者のエイミーのことを思い出した。彼女は九歳のときに猩紅熱《しょうこう》のせいで聴力を失ったが、唇を読むのがとてもうまいために、私はしばしば、彼女は耳が聞こえないということを忘れてしまった。一度、私が話しながらうっかり彼女に背を向けてしまったとき、彼女は鋭く「先生の話が聞こえなくなりました」と言った。

「私が見えなくなったということですよね」と私は言った。

「先生は見ると言うかもしれませんが、私としては聞いているんです」と彼女は答えた。

エイミーは耳がまったく聞こえないが、いまだに心のなかで話の音声を組み立てている。デニスもアーリーンも同じように、視力を失ってから視覚心像と想像力が強くなったことだけでなく、情報を言葉による説明――あるいは自分が感じる触感、動き、音、におい――から視覚的なかたちに移しかえるのが、はるかに速くなったように思えることについても話していた。全体的に見ると、二人はトレイがしたように自分の視覚心像の力を体系的に用いたり、仮想の視覚世界を完全につくろうと意識して努力したりはしなくても、トレイと非常によく似た経験をしているようだ。

視覚野が視覚入力による制限や制約を加えられなくなったら、どうなるのだろう？　単純な答えはこうだ。視覚野は外界から隔離されて、あらゆる内部刺激、すなわち自らの自律的活動、ほかの脳領域――聴覚野、触覚野、言語野――からの信号、そして思考と記憶と感情に、異常に敏感になる。

ハルと違ってトレイは、包帯が取れたとたん、視覚心像の構築にとても積極的に関与し、それをコントロールした。その理由は、彼がすでに視覚心像を描くことに長けていて、自分なりのやり方でそれを操作することに慣れていたからかもしれない。知ってのとおり、トレイは事故の前からかなり視覚型で、子どものころから父親にもらった映画の台本をもとに、視覚的な物語をつくるのがうまかった（ハルの日記は失明してからのことなので、彼についてはこのような情報がない)。

トレイが視覚心像に磨きをかけて、それをより強く安定した柔軟なものにするには、何カ月にもわたる真剣な認知訓練が必要だったが、リュセランはほぼ最初からそうしていたようだ。その理由は、リュセランが失明したときはまだ八歳(一方のトレイは二一歳)だったために、新しい強烈な緊急事態にも脳がうまく適応できたからかもしれない。しかし適応能力は青春とともに終わるわけではない。四〇代で失明したアーリーンも、かなり根本から適応することができて、目の前で動いている自分の手を「見る」能力、読み聞かせられている本の言葉を「見る」能力、言葉による説明から詳細な視覚イメージを構築する能力を伸ばしたことは明らかである。トレイの適応はおもに意識的な動機と意志と決意によってなし遂げられ、リュセランの適応は圧倒的な生理的素質によってなし遂げられ、アーリーンの適応はそのあいだに位置するという感じがする。一方、ハルの適応はなぞに包まれたままだ。

このような違いには、失明と無関係の根本的な素因がどれくらい反映されているのだろう? 視覚化が得意で、強い視覚心像をもつ晴眼者が失明した場合、心像の力は維持される、もっと言えば強まるのだろうか? 一方、視覚化の不得手な人が視力を失った場合、「深い失明」または幻覚に向かう傾向があるのか? 目の見える人の視覚心像の範囲はどれくらいなのだろう?

視覚心像と視覚記憶の力に大きなばらつきがあることを私が初めて意識したのは、一四歳くらいのころだ。私の母は外科医で比較解剖学者でもあり、私は母のために学校からトカゲの骨格を持ち帰ったことがあった。母はそれを手のなかでひっくり返しながら一分間じっと見つめてから脇に置いて、一度も見直さずにたくさんのスケッチを描いた。頭のなかで三〇度ずつ回転させていたので、最後のスケッチが最初のものとまったく同じ、一連のスケッチができ上がった。母がどうやってやったのか、私には想像もつかなかった。その骨格を実際に見ているかのように、頭のなかにはっきり鮮明に見えるので、その像を三〇度ずつ回転させるだけだと言われたとき、私はとまどい、自分がひどくばかみたいな気がした。私は心の目でほとんど何も見ることができなかった――かすかな、はかないイメージが関の山で、それは私の自由にはならない(5)。

母は私が彼女と同じ道を歩んで外科医になることを望んでいたが、私がいかに視覚能力に欠けているか(そしていかに不器用で機械操作の技術にも欠けているか)を悟ると、観念して、何かほかのことを専門にするべきだと考えるようになった。

数年前、ボストンで開かれた医学会議で、私はトレイとハルの失明経験について話し、トレイは自分が育成した視覚化能力によって、どれだけ「できるようになった」らしいか、ハルは視覚心像と視覚記憶の力を失ったことで、どれだけ――少なくともいくつかの点で――「できなくなった」かを語った。講演のあとに出席者の一人が私のところに来て、目の見える人が視覚心像をもたない場合、どれくらい正常な活動ができると思うか、と訊いてきた。さらに彼が言うには、彼には少なくとも意識的に呼び起こせる視覚心像がまったくなくて、家族にも視覚心像がある者は一人もいない。実のところ、誰でもそうだと思っていたが、ハーバード大学に入学して心理学のテストに参加することになってはじめて、ほかの学生全員に多かれ少なかれ備わっている心的能力が、どうやら自分には欠けているらしいことに気づいたという。

「それで、何のお仕事をしているんですか?」。私はこのかわいそうな男性に何ができるのだろうかと思いながら訊いた。

「外科医です」と彼は答えた。「血管外科医で、解剖学者でもあります。それからソーラーパネルの設計もします」。でも、自分が見ているものをどうやって認識するのですか、と私は尋ねた。「問題ありませんよ。脳のなかには、私が見たりやったりしていることとマッチする表象かモデルがあるに違いないと思うんです。でも、それは意識にのぼりません。自分で呼び起こすことはできないのです」

これは私の母の経験とは食い違っているようだった──彼女は明らかに、ごく鮮明で、いつでも操作できる視覚心像をもっていたのだ。ただし(今思うと)それはボーナスであり特典であって、外科医としてのキャリアの必要条件ではなかったのかもしれない。

トレイの場合もそうなのだろうか? 彼がうまく育成した視覚心像は、確かに多くの喜びをもたらしはするが、彼が思っているほどかけがえのないものではないのだろうか? 実のところ、意識にのぼる心像がなくても、屋根修理の大工仕事から頭のなかでモデルをつくることまで、やっていたことはすべてできていたのだろうか? 彼自身もこれを疑問に感じている。

思考における心像の役割については、フランシス・ゴルトンが一八八三年に出した『人間の能力とその発達を探る（*Inquiries into Human Faculty and Its Development*）』という本のなかで探究している（ダーウィンのいとこにあたるゴルトンは、こらえ性がなくてさまざまな方面に手を出し、この本には指紋、優生学、犬笛、犯罪性、双子、共感覚、計量心理学の手法、遺伝的才能といった、多岐にわたるテーマが盛り込まれている）。随意の視覚心像に関する彼の研究は、アンケートというかたちで行なわれている。たとえば「近親者や大勢の他人の容貌を、はっきりと思い出せますか？」「自分がすわる、立つ、ゆっくり向きを変える……ところを、意のままに思い浮かべることができますか？」「（自分が絵を描けると仮定して）ゆっくりスケッチできるくらい、はっきり見ることができますか？」と質問される。例の血管外科医はこのような検査ではお手上げだっただろう――実際、彼がハーバードの学生だったときに困惑したのは、このような質問だったのだ。それにしても、結局それがどれほど重要なのか？

そのような心像の意義について、ゴルトンはあいまいで慎重だ。「科学者はタイプとして視覚表象の力が弱い」と提唱しているかと思えば、「ありありと思い浮かべる能力は、より高度な一般化思考のプロセスとの関連で非常に重要である」とも言っている。「機械工、技師、そして建築家は一般に、心像をかなりはっきり正確に見る能力を備えていることは疑いのない事実だ」と思いながら、「しかしここで言っておかなくてはならない。欠けている能力は、たいへん便利なことに、別のかたちの概念作用に置き換えられるので、……自分には心像を見る力がまったくないと宣言する人でも、見たものをありのままに説明できる、あるいは鮮明な視覚想像力があるかのように自己表現できる。英国王立美術院クラスの画家にもなれる」と付け加えている。

ゴルトンにとって心像は、よく知っている人や場所を心の目に描くことであり、経験の再現または再構築だった。しかしもっと抽象的で非現実的な心像、つまり体の目では見たことがないが、創造的想像力で呼び起こすことができて、現実と突き合わせるためのモデルになるようなイメージもある。(6)

アラン・ロッケは著書『イメージと現実 ケクレ、コップ、そして科学的想像力（*Image and Reality: Kekulé, Kopp, and the Scientific Imagination*）』のなかで、そのようなイメージやモデルが、一九世紀の化学者を中心とする科学者の創造的な生活に果たす、きわめて重要な役割を解説している。彼はとくにアウグスト・ケクレと彼の有名な夢想に焦点を当てている。ケクレがロンドンで乗合馬車に乗っているとき、ベンゼン分子の構造が思い浮かび、その概念が化学に革命を起こすことになったのだ。化学結合は目に見えないが、ケクレにとっては、ファラデーにとっての磁石の周囲の力線と同じように、リアルであり、視覚的に想像できるものだった。ケクレは、自分には「どうしても視覚化が必要だ」と言っている。

実際、化学についての会話は、このようなイメージとモデルを抜きにしてはほとんど続かない。哲学者のコリン・マッギンは『マインドサイト』にこう書いている。「イメージは、理論的なおもしろみに欠ける知覚と思考のちょっとした変化形ではなく、独自の研究を必要とするれっきとした頭脳活動の一分野である。……心像は……第三の重要な分野として、……知覚と認知の二本柱に加えられるべきである」

ケクレのように、明らかにこの抽象的な意味での視覚化能力がとても高い人もいるが、たいていの人は、経験的視覚化（たとえば自分の家をイメージする）と抽象的視覚化（原子の構造を想像する）を組み合わせて使う。しかし自閉症の動物学者テンプル・グランディンは、自分のしている視覚化は種類が違うと感じている。[7] 彼女は見慣れた写真か、頭のなかで上映されているフィルムを見ているかのように、前に見たことのあるイメージそのものをベースにすべてを考える。たとえば、「天国」という概念を思い浮かべるとき、彼女がすぐに連想するのは映画『天国への階段』であり、彼女の心のなかのイメージは雲のなかへと上っていく階段である。誰かが今日は雨だと言えば、彼女の心の目には、同じ雨の「写真」、彼女独自の雨の映像的表象そのものが見える。トレイと同じように、彼女は視覚化の力が強く、きわめて正確な視覚記憶のおかげで、自分が設計している施設を心のなかで歩き回り、まだ建設されてもいないうちから構造的な細部について指摘できる。彼女は子どものころから、みんなそういうふうにして考えるのだと思い込んでいたので、今になって、視覚イメージを意のままに呼び出せない人がいるという考えに当惑している。私はそれができないと話すと、彼女は言った。「それじゃあ、いったいどうやって考えるのですか？」

目が見える人でも見えない人でも、とにかく私が人に話しかけるとき、あるいは自分の内面の表象について考えようとするとき、さまざまなタイプの言葉、シンボル、そしてイメージが自分にとって思考の主要ツールなのか、それとも、こういうものに先立つ思考形態、本質的に様式のない思考形態があるのか、私にはよくわからない。心理学者は、脳独自の言語と考えられている「中間言語」または「内的言語」について話すことがあるが、偉大なロシアの心理学者レフ・ヴィゴツキーは、「純粋な意味の思考」についてよく語っていた。これがナンセンスなのか、深遠な真実なのか、私には決められない――思考について考えるとき、最終的に行きつく暗礁のようなものだ。

ゴルトン自身は視覚心像にとまどっていた。とてつもなく範囲が広く、思考の根幹に思える場合もあるが、無関係に思える場合もある。ゴルトン以来ずっと、この不確実さが心像に関する議論の特徴になっている。ゴルトンと同時代に実験心理学の先駆者だったヴィルヘルム・ヴントは、内観主義に導かれ、心像は思考の根幹だと信じていた。一方、思考はイメージを伴わず、分析的または記述的な命題ですべて構成されていると考える人もいて、行動主義者たちは思考をまったく信じていなかった――あるのは「行動」のみというわけだ。内観だけで信頼できる科学的観察が行なえるのか？　一貫していて再現できる測定可能なデータを、内観が生み出すことができるのか？　一九七〇年代初頭になってようやく、この難題に新世代の心理学者が取り組んだ。ロジャー・シェパードとジャクリーン・メッツラーは、図形のイメージを頭のなかで回転させる――私の母がトカゲの骨格を記憶からスケッチしたときのように想像上で回転させる――必要のある知的作業を被験者にやらせた。彼らはこの初めての定量的実験で、イメージの回転には一定の時間——回転の角度に比例する量の時間——がかかるという結論を下すことができた。たとえば、イメージを六〇度回転させるには、三〇度回転させる場合の二倍の時間がかかり、九〇度なら三倍の時間がかかる。頭のなかでの回転は速度が決まっていて、連続的で規則的であり、あらゆる自発的活動と同様、努力を必要とする。

スティーヴン・コスリンは視覚心像というテーマに別の角度から入り、一九七三年、一組の絵を見せられて覚えるように言われた「イメージする人」と「言葉にする人」の成果を比較する重要な論文を発表した。コスリンは、心のイメージが空間的広がりをもっていて映像のように構成されているなら、「イメージする人」はイメージの一部に選択的に焦点を合わせることができるはずで、イメージの一つの部分から別の部分に注意を移すのに、時間が必要だという仮説を立てた。そして必要とされる時間は、心の目が動く距離に比例すると考えた。

コスリンは、この仮説がすべてそのとおりであることを示すことができ、視覚イメージは本質的に空間的広がりをもち、空間内で映像のように構成されていることを示唆した。彼の研究は非常に実り多かったが、視覚心像の役割についての論争は続いていて、ゼノン・ピリシンらは、頭のなかでイメージを回転させて「スキャン」するのは、心や脳のなかの純粋に抽象的で非視覚的な作用の結果と解釈できる、と主張している。(8)

一九九〇年代までに、コスリンらは心像の実験をPETおよび機能的MRIスキャンと組み合わせることができるようになり、そのおかげで、人が心像を必要とする課題に取り組むときに関与する脳の部位をマッピングできるようになった。そして、知覚そのものと同じに心像によっても活性化する視覚野の領域がたくさんあることを発見し、視覚心像は心理学的に実在するだけでなく、生理学的にも実在し、視知覚と同じ神経経路の少なくとも一部を使うことを示した。[9]

知覚と心像が脳の視覚野で神経基盤を共有することは、臨床研究からも示唆されている。一九七八年、イタリアのエドアルド・ビジャッキとクラウディオ・ルッツァッティは、脳卒中後に半盲となり、左側が見えなくなった二人の患者の症例について述べている。自分がよく知っている通りを歩いているところを想像して、見えるものを説明するように言われたとき、二人が口にしたのは通りの右側の店だけだったが、そのあと向きを変えて来た道を戻るところを想像するように言われると、前には「見えていなかった」店、つまり今度は右側になった店のことを話した。この見事に分析された症例から、半盲は視覚野を二分するだけでなく、視覚心像も二分する場合があることがわかる。

このような視知覚と視覚心像の類似点に関する臨床所見は、少なくとも一世紀前までさかのぼる。一九一一年、イギリスの神経学者ヘンリー・ヘッドとゴードン・ホームズは、後頭葉にわずかな損傷――完全な失明ではなく、視野内にいくつかの盲点を生じさせる損傷――がある患者を大勢検査した。患者にじっくり質問することで、患者の心像にもまったく同じ場所に盲点が生じていることがわかった。そして一九九二年、マーサ・ファラーらは、後頭葉の一部切除によって片側の視力の一部を失った患者では、知覚喪失とまったく同じように心の目の視覚も低下したことを報告している。

視覚心像と視知覚には不可分なところが少なくとも一部にあるかもしれないことを、私がいちばん確信したのは、一九八六年に、頭をけがしたあと色覚を完全に失った画家のI氏を診察したときのことだ。(10) I氏は突然色を知覚できなくなったことを悲しんだが、記憶や心像でも色を呼び起こすことがまったくできなくなったことを、さらに嘆いた。たまに起こる偏頭痛の幻覚も、今や色が抜けている。I氏のような患者は、知覚と心像の結合は視覚野の高次の領域でも非常に緊密であることを示唆している。(11)

心像と知覚に共通する特徴があって、神経の領域や機構を共有していることは重要だが、コスリンらはさらに先を行き、視知覚は視覚心像に依存していて、目が見ているもの、すなわち網膜の出力を、脳内の記憶イメージと照合している、という意見を述べている。視知覚はそのようなマッチングなしには起こりえないというのだ。コスリンはさらに、心像は思考そのもの――問題解決、計画立案、設計、理論化――にも欠かせないと提唱する。この考えを裏づけているのが、被験者に視覚心像を必要とするような質問――たとえば、「冷凍グリンピースと松の木、どちらが暗い緑ですか?」「ミッキーマウスの耳はどんな形ですか?」「自由の女神像はどちらの手にたいまつを持っていますか?」――に答えさせたり、心像かもっと抽象的な非視覚思考のどちらかによって解ける問題を解かせたりする研究である。コスリンはここで人の思考の二重性を訴え、直接的で自発的な「描写的」表象を使う思考と、言語その他のシンボルによって仲介される分析的な「記述的」表象を使う思考とを対比させている。コスリンの意見によれば、人によって、あるいは解く問題によって、一方のやり方が他方より好まれることもある。両方のやり方が並行して進む(ただし描写のほうが記述より速そうだが)場合もあれば、描写――イメージ――で始まって純粋に言語的または数学的な表象に進行する場合もある。(12)

では、私やボストンの血管外科医のように、自発的に視覚イメージを呼び起こせない人はどうなのだろう? ボストンの外科医が言っていたように、私たちも脳内に視覚的なイメージ、モデル、そして表象があって、そのイメージは視知覚と視覚認識を可能にするが、意識にはのぼらないのだという意見が出るに違いない。(13)

視覚心像の中心的役割が視知覚と視覚認識を可能にすることであるなら、人が失明した場合、どうしてそれが必要なのだろうか? そしてその神経基質であり大脳皮質全体のほぼ半分を占める視覚野に、何が起こるのだろうか? 視力を失った成人の場合、網膜から大脳皮質につながる経路と中継センターが、いくらか衰える場合があることはわかっている――が、視覚野そのものに退化はほとんどない。視覚野の機能的MRIから、そのような状況でも活動の減少がないどころか、逆であることがわかる。すなわち、活動と感度が高まることが示されているのだ。視覚入力を奪われた視覚野は、依然として神経の優良不動産であり、新しい機能に利用できるだけでなく、新しい機能を強く求める。トレイのような人の場合、そのおかげでより広い皮質のスペースが視覚心像のために解放される可能性がある。ハルのような人の場合、比較的多くの領域がほかの感覚――聴覚と注意、またはひょっとすると触覚と注意――に使われる可能性がある。(14)

この種の二感覚統合の活性化が、デニス・シュルマンのように、点字を指で読み取るときにそれが「見える」視覚障害者がいるという事実の根底にあるのかもしれない。これは単なる錯覚や空想的な比喩ではなく、実際に脳内で起こっていることの表われかもしれない。なぜなら、サダトとパスカル＝レオーネらが報告しているように、点字を読むことで皮質の視覚野にさかんな活性化が起こりうることを示す確かな証拠があるからだ。そのような活性化は、たとえ網膜からの入力がなくても、心の目にとって不可欠な神経基盤を構築しているのかもしれない。

デニスは、ほかの感覚が鋭くなったことで、他人の話や自己表現のごく微妙なニュアンスに対する感度が高まったことについても話している。患者の多くをにおいで識別できるうえ、本人が気づいていないような緊張や不安の状態を感知できることも多いという。視力を失ってから、他人の感情の状態に対して敏感になったと感じている。というのも、たいていの人は見かけをごまかすすべを身につけているが、彼はそれにだまされなくなったからだ。対照的に、声とにおいは人の奥深くをさらけ出す場合があると、彼は感じている。

失明とともにほかの感覚が鋭くなると、さまざまな驚くべき適応が可能になる。音や触覚の手がかりを使って、空間の形と大きさ、そしてそのなかの人や物を感じとる能力である「顔面視覚」もその一つだ。

二歳のとき（悪性腫瘍のために）両目を摘出した哲学者のマーティン・ミリガンは、自身の経験についてこう書いている。

生まれつき目が見えなくて正常な聴覚をもつ人々は、ただ音を聞くだけではない。物が手の届くくらいかなり近くにあって、極端に低くなければ、その物を聞きとる（つまり、おもに耳によってそれを認識する）ことができる。そして同じように、ごく身近な形あるものを「聞く」こともできる。……街灯やエンジンを切って止めてある車のような、音を立てない物に近づいて前を通りすぎるとき、空気を濃くする空間占有物として、私の足音などの小さな音を吸収したり跳ね返したりする様子から、そういう物をほぼ確実に聞きとれる。……この認識をするためには、自分で音を立てることは必ずしも必要ではないが、役には立つ。頭の高さにある物は、おそらく私の顔に届く空気の流れにわずかに影響するので、それがその物の認識に役立つ――そのため、目の見えない人はこの種の感覚認識を「顔面」感覚と呼ぶことがある。

顔面視覚は、生まれつき目が見えないか、ごく幼いときに視力を失った人たちに、とくに発達する傾向がある。四歳のときから目が見えない作家のヴェド・メータは、顔面視覚が非常によく発達しているため、杖なしに自信をもって速く歩くことができるので、彼の目が見えないことにほかの人がなかなか気づかないこともある。

足音や杖の音で十分かもしれないが、ほかのかたちの反響定位も報告されている。ベン・アンダーウッドは、口で定期的に舌打ち音を発して、その結果近くの物から返ってくる反響を正確に読みとるという、イルカに似た驚異的な戦略を開発した。彼はこの方法でとてもうまく世の中を動き回れるので、野外スポーツやチェスもすることができた[15]。

目の見えない人たちはよく、杖を使うと周囲が「見える」と言う。触感、動き、そして音が、すぐに「目に見える」像になるからだ。杖が感覚の代行か延長としての役割を果たす。しかし、もっと先端の技術を使って、目の見えない人にもっと詳細な世界の像を見させることは可能なのだろうか？　ポール・バキリタはこの分野の先駆者で、何十年もかけてあらゆる感覚代行を試したが、特別に興味をもったのは、触覚イメージを使って目の見えない人を助ける装置の開発だった（彼は一九七二年に、感覚代行が実現しうるあらゆる脳のメカニズムを調査した先進的な本を出版した。そのような代行は脳の可塑性に依存する、と彼は強調しているが、脳に可塑性があるということ自体、当時は画期的な概念だった）。

バキリタは、ビデオカメラのアウトプットを一つひとつ皮膚につなげて、目の見えない被験者が周囲の「触覚像」を形成できるようにすることができないかと考えた。触覚情報は脳内の地図として体系化されるが、擬似視覚的な像を形成するには脳内地図の正確さが不可欠なので、この方法はうまくいくだろうと、バキリタは考えた。最終的に彼は、体内でもっとも敏感な部位である舌の上に、一〇〇個前後の格子状の電極を使い始めた（舌は感覚受容器の密度が体内でもっとも高く、比率としては、感覚野のなかでもっとも大きい空間を占めている。そのため感覚代行に特別適している）。切手大のこの装置を使うと、彼の被験者は、舌そのものの上に、大ざっぱだが役に立つ「像」を形成することができた。

長年のあいだにそのような装置は大幅に精緻化され、現在の試作品にはバキリタの初期のバージョンと比べて四倍から六倍の解像度がある。太いカメラケーブルは極小のカメラを搭載した眼鏡に置き換えられ、被験者はより自然な頭の動きによってカメラの向きを変えられる。これによって目の見えない被験者は、あまり散らかっていない部屋なら横切ることができるし、自分に向かって転がってくるボールをキャッチすることもできる。

これはつまり、今や彼らは「見えている」ということなのだろうか？　確かに、彼らは行動主義者が「視覚型の行動」と呼ぶものを示している。バキリタは自分の被験者が「遠近法、視差、拡大と縮小、奥行き判断のような、視覚による解釈の手段を使って、知覚判断することを学んだ」様子について話している。彼らの多くは、以前と同じように見えて**いる**かのように感じていて、カメラを使って「見えて」いるあいだは脳の視覚野が強く活性化していることを、機能的MRIが示した（とくによく「見える」のは、被験者が自発的にカメラを動かしてこちらやあちらに向け、それによって見ることができるときだった。行動なしに知覚はなく、見ることなしに見えることはないので、見ることが不可欠なのである)。

かつて視力をもっていた人にとって、視力を回復することは、その手段が外科的な方法であれ、感覚代行の装置であれ、重要である。なぜなら、そのような人には無傷の視覚野と生涯の視覚記憶があるからだ。しかし見えたことのない人、光や光景を経験したことのない人の場合、脳の臨界期についてわかっていること、そして視覚野の発達を刺激するためには少なくとも二歳までに何らかの視覚経験が必要であることを考えると、視力を与えることは不可能のように思える(しかしパワン・シンハらは最近の研究で、臨界期は以前に認められていたほど重要ではないかもしれないと提唱している[16])。舌による視覚は生まれつき目の見えない人にも試されていて、成功例もある。生まれつき目の見えない一人の若い音楽家は、生まれてはじめて指揮者の身ぶりが「見えた」と言っている[17]。生まれつき目の見えない人の視覚皮質は、容積が二五パーセント以上も縮小するが、それでもどうやら感覚代行によって活性化しうるようであり、いくつかの症例でこのことが機能的MRIによって確認されている[18]。

脳の感覚野どうしの相互接続と相互作用は並はずれて豊かであることを示す証拠が次々とあがっているので、純粋に視覚によるもの、純粋に聴覚によるもの、といった具合に純粋な何かについて語るのは難しくなってきている。目の見えない人の世界は、そのような中間の状態——二感覚を同時に使う状態、中間モードの状態――がとくに多くなる傾向があるが、その状態のための共通語はない[19]。

『目が見えないということ(*On Blindness*)』は、目の見えない哲学者のマーティン・ミリガンと、目の見える哲学者のブライアン・マギーとの書簡集である。自身の非視覚的世界はミリガンにとって首尾一貫していて完璧なようだが、自分にはない感覚、自分にはない種類の知識を、目の見える人は利用できることを彼は認識している。しかし生まれつき目の見えない人は、言語や視覚以外の心像によって仲介される、豊かで多彩な知覚経験をもちうる(そしてたいていもっている)と、ミリガンは主張する。したがって彼らは「心の耳」や「心の鼻」をもっているのかもしれない。しかし彼らは心の目をもっているのだろうか?

この点で、ミリガンとマギーは意見を異にしている。マギーは、目の見えないミリガンは視覚世界について本当の知識をもつことはできないと主張する。ミリガンは納得せず、たとえ言語は人と出来事を描写するだけでも、直接的な経験や知識の代わりになることもありうると主張する。

生まれつき目の見えない子どもは、記憶力が優れていて言語の発達が早いと、よく言われている。顔や場所について言葉でとても流暢に表現するので、実際に目が見えないのかどうか、他人は(そしてひょっとすると本人も)よくわからなくなるほどだ。有名な例を挙げると、ヘレン・ケラーの著作は目に見えるような描写の鮮やかさで人を驚かす。

私は子どものころ、プレスコットの『メキシコ征服』や『ペルー征服』を読むのが大好きで、幻覚を起こしそうなほどありありとした描写をとおして、メキシコやペルーの土地が「見える」ように感じていた。何年もあとになって、プレスコットがメキシコもペルーも訪れたことがないばかりか、一八歳のときからほとんど目が見えなかったことを知って、びっくり仰天した。彼もトレイと同じように、視覚心像を描く力を大きく伸ばすことによって失明を補ったのだろうか、それとも、彼の素晴らしい視覚的な描写は、ある意味で、イメージを呼び起こす言葉の力によって可能になったのだろうか？　言葉による描写はどの程度まで、実際の視覚や真に迫った視覚的想像の代わりになるのだろう？

四〇代に失明したあと、アーリーン・ゴードンは、言葉と表現の重要性が増していることに気づいた。彼女はかつてないほど視覚心像の力を刺激され、ある意味で、見えるようになった。「私は旅行が大好きです。ヴェニスに行ったときはヴェニスが見え、ま、し、た」。彼女の話によると、旅仲間が場所を説明してくれると、その細かい内容や自分が読んだもの、そして自分自身の視覚記憶から、視覚イメージを組み立てるのだという。「目の見える人たちは私との旅行を楽しんでいますね。私が質問すると、本来なら見ないものを見たり、見えないものが見えたりするのです。目が見える人には、何にも見えていないことが多すぎますよ！　これはお互いさまのプロセスです――お互いに相手の世界を豊かにしているんです」

ここには、私には解明できない矛盾がある――実におもしろい矛盾だ。経験と記述のあいだ、世界についての直接的な知識と仲介された知識のあいだに、根本的な違いが本当にあるのなら、どうして言葉はそんなにも力強くなりうるのか？　言葉というもっとも人間らしい発明は、理論的に不可能であるはずのことを可能にする。言葉のおかげで、生まれつき目の見えない人も含めて、誰もが他人の目をとおして見ることができるのだ。

（注1）視力を失ったことに最初はどうしようもない絶望感を覚えるが、ハルのように、失明の裏側に充実した創造力とアイデンティティーを見つける人もいる。とくにジョン・ミルトンのことが思い出される。彼は三〇歳くらいから（おそらく緑内障で）視力を失い始めたが、最高傑作となる詩を生み出したのは一二年後に完全に失明したあとのことだ。彼は目が見えないことについて、内面の視力がいかに外的な視力の代わりになるかについて、『失楽園』で、『闘士サムソン』で、さらに――もっとも直接的には――友人への手紙やごく個人的なソネット「失明について」で、回想している。やはり視力を失ったもう一人の詩人、ホルヘ・ルイス・ボルヘスは、自分自身の失明によるさまざまな相矛盾する影響について書いている。さらにボルヘスは、ホメロスは目に見える世界を失ったが、はるかに深い時間の感覚と、それとともに無類の叙事力を得たと推量し、失明が彼にとってどんなものだったかについても思いを巡らした（このことはＪ・Ｔ・フレーザーが一九八九年の『時間、身近なのによく知らないもの（*Time, the Familiar Stranger*）』の点字版の序言で、見事に論じている）。

（注2）著書『雲の「発明」』のなかでリチャード・ハンブリンは、最初に雲を分類した一九世紀の化学者ルーク・ハワードが、当時のさまざまな自然科学者と手紙のやり取りをしたことについて語っているが、そのなかに、二歳のときに天然痘で視力を失った数学者のジョン・ゴフもいた。ハンブリンによると、ゴフは「有名な植物学

者で、触覚によってリンネ種の体系をすべて独学で覚えた。彼は数学、動物学、そしてスコテオグラフィー――暗闇のなかで書く技術――の分野の大家でもあった」(ハンブリンは、ゴフは「厳格なクエーカー教徒の父親が……旅回りのバイオリン弾きがくれた罪深いバイオリンを弾くことを禁じなければ、優れた音楽家にもなっていただろう」と付け加えている)。

(注3) テンバーケンには強い共感覚もあり、それが失明しても持続したばかりか、かえって強化されたようである。

物心ついたときから、数字と単語からすぐに色を感じた。……たとえば、数字の4は金色。5は黄緑。9は朱色。……曜日や月にも色がある。私はそれをパイのように扇形に配置している。特定の出来事が起きたのが何日だったかを思い出す必要があるとき、心のなかのスクリーンに最初に浮かび上がるのはその日の色であり、次にパイのなかの位置だ。

(注4) 私自身は視覚化が苦手だが、よく知っている曲を弾いているときは、目を閉じても、ピアノの鍵盤上で動いている手を「見る」ことができる(心のなかで曲を弾いているだけでも、そうなる場合がある)。同時に自分の手が動いているのを感じるので、「見る」と「感じる」を区別できるのかどうか、確信がない。この状況では二つは不可分であり、「見感じる」というような複数の感覚機能を含む用語を使う必要がある。

心理学者のジェローム・ブルーナーはそのような心像を、自分の外にあるものを思い描く「映像的」視覚化と対照して、「行為的」――(現実または想像上の)行動に不可欠の特徴――と呼んでいる。これら二種類の心像の根底にある脳のメカニズムはまったく異なるのだ。

(注5)私には自発的な心像はほとんどないが、不随意の心像は生じやすい。以前は、眠りに落ちるとき、偏頭痛の前兆があるとき、薬物を服用したとき、あるいは熱があるときにだけ、生じるものだった。しかし視力が正常に機能しなくなった今、ひっきりなしに生じる。

一九六〇年代、アンフェタミンを大量に服用する実験を行なっている期間に、私は別の種類の鮮明な心像を経験している。アンフェタミンは知覚に著しい変化を引き起こし、視覚心像と視覚記憶を劇的に強める可能性がある(これについては『妻を帽子とまちがえた男』の「皮をかぶった犬」の章で説明している)。二週間かそこら、解剖学の図や標本を見るだけで、そのイメージが鮮明かつ着実に何時間も頭に残ることに気づいた。心のなかで紙にそのイメージを投影し――写生器で映したようにくっきりしていた――その輪郭を鉛筆でなぞることができた。私のスケッチはうまくなかったが、とても細かくて正確であることは誰もが認めた。しかしアンフェタミンで引き起こされた状態が消えると、もう視覚化することも、イメージを投影することも、描くこともできなかった――あれから何十年のあいだにも、できたことはない。これは自発的な心像とは違って、イメージを心のなかに呼び出したり、少しずつ組み立てたりしてはいない。不随意で、自動的で、どちらかというと直観像か「写真」記憶、あるいは過度の残像である反復視に近かった。

(注6)物理学者のジョン・ティンダルは、ゴルトンの『人間の能力――』が出る前の一八七〇年に、講演でこのことに触れている。「科学的現象を説明するにあたって、私たちは習慣的にごく合理的な心像をつくる。……

この力を行使しなければ、自然についての私たちの知識は共在と継起の虚構にすぎないだろう」

（注7）私はテンプルについて『火星の人類学者』でもっと詳しく説明しており、彼女は自分の視覚的思考について とくに著書『自閉症の才能開発』で語っている。

（注8）コスリンの新著『心的イメージとは何か』に、この論争の歴史が詳述されている。

（注9）機能的ＭＲＩは、脳の二つの半球が心像に関して違う振る舞いをすることも示した。左脳半球は包括的でカテゴリーのイメージ――たとえば「樹木」――に関係し、右脳半球は具体的なイメージ――たとえば「うちの庭のカエデ」――に関係するが、この特化は視知覚にも示される。そのため特定の顔を認識できない相貌失認症は、右脳半球の視覚機能の損傷や欠陥と関係する障害であり、相貌失認症患者は左脳半球の機能である「これは顔だ」という分類には問題がない。

（注10）Ｉ氏の症例は『火星の人類学者』で説明されている。

（注11）知覚と心像が高次で特定の神経機構を共有していることは明らかなようだが、この共有は、一次視覚野ではそれほどはっきりしていない――したがってアントン症候群で起こるような解離の可能性がある。アントン症候群の場合、後頭部に損傷のある患者は大脳皮質上は失明しているが、患者本人はまだ目が見えると信じている。自制も警戒もせずに動き回り、家具にぶつかると、それは家具が「場違い」なところにあるせいだと考える。

アントン症候群の原因は、後頭葉が損傷しても視覚心像が保続していること、そして患者がこの心像を知覚と取り違えていることにあるとされる場合もある。しかしほかのもっと奇妙なメカニズムが作用しているかもしれない。失明の否定――もっと正確に言えば、自分が視力を失ったことを理解できないこと――は、別の「切断症候群」である病態失認によく似ている。右頭頂葉の損傷に続く病態失認を抱える患者は、左半身と左半側空間の認識を失うとともに、何かがおかしいという意識もなくなる。誰かが本人の左腕に注意を引き寄せると、患者はそれが誰かほかの人の腕──「医者の腕」または「兄の腕」、さらには「左側にいる人の腕」──だと言う。そのような作話はある意味で、アントン症候群の患者が本人にとって妙に説明のつかない状況を説明しようとするのに似ているようだ。

（注12）アインシュタインはこのことを自分自身の思考にからめて説明している。

思考の要素として働いているように思われる心的なものは、若干のシンボルと「自発的」に再生して組み合わせられるある程度明確なイメージである。……私の場合、視覚型もあれば筋肉型もある。通常の言葉などのシンボルを苦労して模索しなくてはならないのは、第二段階になってからである。

これとは対照的に、ダーウィンは自伝を書いたとき、自分の思考過程におけるごく抽象的で計算にも近いプロセスを記述している。「私の頭脳は膨大な事実の集積から一般法則をしぼりだす機械のようなものになったようだ」（ダーウィンはここに書いていないが、彼は形と細部を見る優れた目、並はずれた観察力と描写力をもっていて、だからこそ「事実」が集まったのである）。

（注13）意識的視覚──知覚だけでなく心像と幻覚も含めて──の神経生物学を研究しているドミニク・フィッチェは、視覚意識は閾《いき》の現象だと感じている。彼は機能的ＭＲＩを使って幻視のある患者を研究し、視覚系の特

定の部位――たとえば紡錘状顔領域――に異常な活動があっても、それが一定の強さに到達してはじめて意識に入ること、つまり被験者が実際に顔を「見る」ことを、明らかにしている。（注14）正常な知覚入力を奪われて視覚野の感度が（ときに病的に）高められると、わずらわしい心像も生じやすくなる。失明した人のかなりの割合――たいていの推定値で一〇から二〇パーセント――が、場合によっては強烈で異様な感じのする不随意なイメージ、あるいは明白な幻覚を生じる傾向がある。そのような幻覚を初めて記述したのは、一七六〇年代、スイスの自然科学者シャルル・ボネであり、私たちは現在、視覚障害に続発する幻覚をシャルル・ボネ症候群と呼んでいる。

ハルが最後の視力を失ったあとしばらく、これに似たことが起こっていて、彼はこう記述している。

視覚障害者に登録されてから約一年後、人の顔がどう見えるかについて、幻覚のような強いイメージがわくようになった。……部屋のなかで誰かと一緒にすわり、相手のほうに自分の顔を向けて、その人の言うことに耳を傾けている。すると突然、まるでテレビを見ているかのような鮮明な絵が頭にぱっと浮かぶ。ああ、彼だ、眼鏡をかけて、あごに少しひげを生やして、髪にはウェーブがかかっていて、ブルーのピンストライプのスーツに白いえりと青いネクタイだ、と思う。……それからこのイメージは消え、代わりに別のイメージが映し出される。今度の相手は太っていて、はげかかった頭に汗をかいている。赤いネクタイにベストを着て、歯が数本抜けている。

（注15）ベンは網膜芽腫にかかって三歳で両目を摘出したが、不運にも癌の再発によって一六歳で命を落とした。ベンとその反響定位の映像をウェブサイト www.benunderwood.com で見ることができる。

（注16）たとえば Ostrovsky et al. を参照されたい。

（注17）生まれつき目の見えない人は、視覚経験がまったくないので、視覚心像をもっているわけがないと思うかもしれない。それでも、夢のなかにはっきりと認識できる視覚要素があることが報告される場合もある。リスボン大学のエルデル・ベルトロのチームは、二〇〇三年の興味深い報告書のなかで、生まれつき目の見えない被験者を正常な視力をもつ被験者と比較し、両グループとも夢を見ているときに「同等の視覚活動」（ＥＥＧアルファ波の減衰の分析にもとづく）を発見したことについて記述している。目の見えない被験者が目覚めたとき、夢を思い出す率は低かったものの、夢の視覚的要素を描くことができた。そのためベルトロらは、「生まれつき目の見えない人の夢には視覚的内容がある」と結論づけている。

（注18）以前に見えたことのない人が「視力」を獲得すると、当惑するのだろうか、それとも豊かになるのだろうか？『火星の人類学者』で説明したように、生まれたときから目が見えなかったが、手術によって視覚を与えられた患者のヴァージルにとって、最初はまったくわけがわからなかった。したがって、感覚代行の技術は刺激的で、目の見えない人に新たな自由を約束するが、すでに視覚なしに組み立てられている生活に与える影響についても、同じくらいよく考える必要がある。

（注19）同僚のサイモン・ヘイホーにあてた最近の手紙で、ジョン・ハルはこのことをさらに詳しく述べている。

たとえば車のことが頭に浮かぶとき、中心となるイメージは最近触った車のあたたかいボンネットや、ドアの取っ手を手探りしたときの車の形のイメージだが、本のなかの車の写真や、去来する車の記憶からたどる車全体の外観の痕跡もある。最近の車を触る必要があるとき、この記憶痕跡と現実が一致せず、車は二五年前と同じ形でないことがわかって驚くこともある。

もう一つポイントがある。一つの知識が、最初に受け取った感覚に埋もれているということは、自分のイメージが視覚的なものかそうでないかがよくわかるとは限らない、ということである。やっかいなのは、物の形と感触の触覚イメージもしばしば視覚的な内容を獲得するようであり、つまり、三次元記憶の形が心のなかで視覚イメージか触覚イメージのどちらに表象されているのかわからないことである。そのため何年もたったのに、脳はどこからネタを仕入れているのか区別できない。

訳者あとがき

「個食」や「孤食」などという言葉が当たり前に使われるほど、最近は家族みんなでわいわいと夕食のテーブルを囲む風景は少なくなっているようだ。しかしドクター・サックスの家は違った。医師である両親が夕食の席で患者のことを語り合う。話は症状だけにとどまらず、その人の生き方にまで発展する。少年オリヴァーはそんな医学談義を聞いて育ったのだ。彼の著作が単なる病気や障害の症例紹介ではなく、患者への愛情や温かさを感じさせる人間の記録として、人々の心を惹きつける原点は、そんなところにあるらしい。そのオリヴァー・サックスの最新作である本書も、逆境に直面したときに驚異的な力を発揮する、人間の体と心の強さを生き生きと描写している。

おおざっぱに言って、本書のテーマは「見る」力とその欠如である。物を見るための視力は、人が生きていくのにとても重要だと考えられている。だが、ただ見えればいいというものでもない。見えているものが何なのか認識し、適切な反応を示すことができなければ、世の中とかかわりながら生きていくにはやはり不自由だ。〈初見演奏〉の主人公リリアンはピアニストなのに楽譜が読めなくなった。〈文士〉に登場するハワードは小説家なのに字が読めなくなった。そんなばかな、と思ってしまうが、脳に損傷が生じると実際に起こる症状なのだ。視力は完璧でも、自分の夫や子どもの顔さえ見わけられなくなる失顔症が、人とのコミュニケーションをおおいに妨げることは想像に難くない。

しかし、人間の適応力は欠けた力を補ってあまりあることを、サックスの患者たちは体現している。リリアンは楽曲を耳で聴いて覚えて再現する能力を高め、頭のなかで編曲さえできるようになった。ハワードは字を読む訓練と工夫を重ねて、新しい小説と回想録を執筆することができた。〈ステレオ・スー〉のスーは、両目をきちんと働かせることができず、そのために三次元で物を見ることができなかったが、治療と訓練のおかげで四〇代も半ばを過ぎてはじめて立体視を獲得した。奥行きのある世界は彼女の想像をはるかに超えていたという。〈生き返る〉に描かれているパットは、脳出血で倒れたあと言葉を理解することも発することもできなくなってしまったが、人の身ぶりや表情を読み取る力が増し、発話以外の方法で意思を伝えることを学び、コミュニケーションの輪の中心にさえなった。

先ほど、見えればいいというものではないと言ったが、もちろん、見えないことの影響は計り知れない。しかし〈心の目〉に書かれているとおり、人は失明という過酷な経験にも順応していく。しかもそのプロセスは人によって実にさまざまだ。ハルは視覚イメージを完全に失う「深い失明」に身をゆだねた。トレイは意識的に視覚心像の力を鍛えて、心のなかに精密な視覚世界を構築している。テンバーケンは芸術的な創作にも近い視覚イメージを描くことに満足している。そしてリュセランは自分を「視覚型の視覚障害者」の一人と認めている。光を失うという同じ経験に対して人が見せる反応の多様性に、あらためて驚かされる。

そして本書ではサックス自身も患者の一人だ。〈残像〉には、右目に癌をわずらい、その視力を完全に失った体験が綴られている。日記の形をとっているので、日々刻々、病魔と闘う不安な気持ちが伝わってくる。冷静沈着なはずの科学者も、癌という言葉を耳にして取り乱す。悪夢にうなされる。それでもやはり脳神経科医らしく、自分の症状を分析している。右目の視界にどんな異様なものが見えるか、あるいはどこが見えないか、時間とともにそれがどう変化するか、日記に詳しく記録している。とくに手術を受けたあと、病状も気持ちも落ち着いてくると、失われた一部の視力を脳が巧妙に補う様子を楽しんでさえいるようだ。本来なら何も見えないはずの暗点が周囲の色や模様で埋められたり、自分の手や足の幻が映し出されたり、細部まで妙に鮮明な残像が見えたり、脳の視覚野が失われた視力を補う順応性は、創造力とさえ言えそうなくらい驚異的だ。

このように、自分自身を含めた患者の奇妙で不思議な症例について探究しながら、サックスはより根本的な疑問に取り組み、さまざまな文献もひもといて、じっくり考えている。たとえば、文字の歴史はせいぜい五〇〇〇年くらいなのに、なぜ、人類の脳には読字のための能力が組み込まれているのか。そもそも「見る」とはどういうことなのか。人は「考える」ときにどれだけ視覚イメージを頭のなかに描いているのだろうか。生まれつき目の見えない人が、どうして世界のことを生き生きと言葉で表現することができるのか。視覚と脳、目と心の不可思議な関係についての興味は尽きない。

人生半ばで失明したある女性が言っている。「私が質問すると、目の見える人はそれまで見ていなかったものを見る。目が見える人には何も見えていないことが多い」と。「見る」とは、「見える」とは、どういうことなのかをあらためて深く考えさせられる。視力に問題を抱えている人もそうでない人も、サックスの人間に対する深い探究心から、きっと多くのことを感じ、そして学べるのではないだろうか。

最後になったが、本書を翻訳する機会をくださった早川書房編集部の伊藤浩さん、丁寧な調べ物で私の知識や理解の足りないところを補ってくださった東方綾さん、そのほか刊行までにお世話になった多くの方々に、心からお礼申し上げる。

二〇一一年一〇月

大田直子

参考文献

Abbott, Edwin A. 1884. *Flatland: A Romance of Many Dimensions.* Reprint, New York: Dover, 1992. ［エドウィン・アボット『フラットランド』冨永星訳、日経ＢＰ社ほか］

Aguirre, Geoffrey K., and Mark D'Esposito. 1997. Environmental knowledge is subserved by separable dorsal/ventral neural areas. *Journal of Neuroscience* 17 (7): 2512-18.

Bach-y-Rita, Paul. 1972. *Brain Mechanisms in Sensory Substitution.* New York: Academic Press.

Bach-y-Rita, Paul, and Stephen W. Kercel. 2003. Sensory substitution and the human-machine interface. *Trends in Cognitive Sciences* 7 (12): 541-46.

Barry, Susan R. 2009. *Fixing My Gaze: A Scientist's Journey into Seeing in Three Dimensions.* New York: Basic Books. ［スーザン・バリー『視覚はよみがえる――三次元のクオリア』宇丹貴代実訳、筑摩書房］

Benson, D. Frank, R. Jeffrey Davis, and Bruce D. Snyder. 1988. Posterior cortical atrophy. *Archives of Neurology* 45 (7): 789-93.

Benson, D. Frank, and Norman Geschwind. 1969. The alexias. In *Handbook of Clinical Neurology,* vol. 4, ed. P. J. Vinken and G. W. Bruyn, pp. 112-40. Amsterdam: Elsevier.

Benton, Arthur L. 1964. Contributions to aphasia before Broca. *Cortex* 1 : 314-27.

Berker, Ennis Ata, Ata Husnu Berker, and Aaron Smith. 1986. Translation of Broca's 1865 report: localization of speech in the third left frontal convolution. *Archives of Neurology* 43: 1065-72.

Bértolo, H. 2005. Visual imagery without visual perception? *Psicológica* 26: 173-88.

Bértolo, H., T. Paiva, L. Pessoa, T. Mestre, R. Marques, and R.Santos. 2003.

Visual dream content, graphical representation and EEG alpha activity in congenitally blind subjects. *Brain Research/Cognitive Brain Research* 15 (3): 277-84.

Beversdorf, David Q., and Kenneth M. Heilman. 1998. Progressive ventral posterior cortical degeneration presenting as alexia for music and words. *Neurology* 50: 657-59.

Bigley, G. Kim, and Frank R. Sharp. 1983. Reversible alexia without agraphia due to migraine. *Archives of Neurology* 40: 114-15.

Bisiach, E., and C. Luzzatti. 1978. Unilateral neglect of representational space. *Cortex* 14 (1): 129-33.

Bodamer, Joachim.1947. Die Prosop-agnosie. *Archiv für Psychiatrie und Nervenkrankheiten* 179: 6-53.

Borges, Jorge Luis. 1984. Memories of a trip to Japan. In *Twenty-four Conversations with Borges,* ed. Roberto Alifano. Housatonic, MA: Lascaux Publishers.

Brady, Frank B. 2004. *A Singular View: The Art of Seeing with One Eye.* 6th ed. Vienna, VA: Michael O. Hughes.

Brewster, David. 1856. *The Stereoscope: Its History, Theory and Construction.* London: John Murray.

Campbell, Ruth. 1992. Face to face: interpreting a case of developmental prosopagnosia. In *Mental Lives: Case Studies in Cognition,* ed. Ruth Campbell, pp. 216-36. Oxford: Blackwell.［ルース・キャンベル編『認知障害者の心の風景』本田仁視訳、福村出版］

Changizi, Mark. 2009. *The Vision Revolution.* Dallas: BenBella Books.

Changizi, Mark A., Qiong Zhang, Hao Ye, and Shinsuke Shimojo. 2006. The structures of letters and symbols throughout human history are selected to match those found in objects in natural scenes. *American Naturalist* 167 (5): E117-39.

Charcot, J. M. 1889. *Clinical Lectures on Diseases of the Nervous System.* Vol. Ⅲ, contains Lecture Ⅺ, "On a case of word-blindness," and Lecture XⅢ, "On a case of sudden and isolated suppression of the mental vision of signs

and objects (forms and colours)." London: New Sydenham Society.

Chebat, Daniel-Robert, Constant Rainville, Ron Kupers, and Maurice Ptito.2007. Tactile-"visual" acuity of the tongue in early blind individuals. *NeuroReport* 18: 1901-04.

Cisne, John. 2009. Stereoscopic comparison as the long-lost secret to microscopically detailed illumination like the Book of Kells. *Perception* 38 (7): 1087-1103.

Cohen, Leonardo G., Pablo Celnik, Alvaro Pascual-Leone, Brian Corwell, Lala Faiz, James Dambrosia, Manabu Honda, Norihiro Sadato, Christian Gerloff, M. Dolores Catalá, and Mark Hallett. 1997. Functional relevance of cross-modal plasticity in blind humans. *Nature* 389: 180-83.

Critchley, Macdonald. 1951. Types of visual perseveration: "paliopsia" and "illusory visual spread." *Brain* 74: 267-98.

——. 1953. *The Parietal Lobes.* New York: Hafner.

——. 1962. Dr. Samuel Johnson's aphasia. *Medical History* 6: 27-44.

Damasio, Antonio R. 2005. A mechanism for impaired fear recognition after amygdala damage. *Nature* 433 (7021): 22-23.

Damasio, Antonio R., and Hanna Damasio. 1983. The anatomic basis of pure alexia. *Neurology* 33: 1573-83.

Damasio, Antonio, Hanna Damasio, and Gary W. Van Hoesen.1982. Prosopagnosia: Anatomic basis and behavioral mechanisms. *Neurology* 32: 331.

Darwin, Charles. 1887. *The Autobiography of Charles Darwin, 1809-1882.* Reprint, New York: W. W. Norton, 1993.［チャールズ・ダーウィン『ダーウィン自伝』八杉龍一、江上生子訳、筑摩書房ほか］

Dehaene, Stanislas. 1999. *The Number Sense.* New York: Oxford University Press.［スタニスラス・ドゥアンヌ『数覚とは何か？——心が数を創り、操る仕組み』長谷川眞理子、小林哲生訳、早川書房］

——. 2009. *Reading in the Brain: The Science and Evolution of a Human Invention.* New York: Viking.

Déjerine, J. 1892. Contribution à l'étude anatomo-pathologique et clinique des

différentes variétés de cécité verbale. *Mémoires de la Société de Biology* 4: 61-90.

Della Sala, Sergio, and Andrew W. Young. 2003. Quaglino's 1867 case of prosopagnosia. *Cortex* 39: 533-40.

Devinsky, Orrin. 2009. Delusional misidentifications and duplications. *Neurology* 72: 80-87.

Devinsky, Orrin, Lila Davachi, Cornelia Santchi, Brian T. Quinn, Bernhard P. Staresina, and Thomas Thesen. 2010. Hyperfamiliarity for faces. *Neurology* 74: 970-74.

Devinsky, Orrin, Martha J. Farah, and William B. Barr. 2008. Visual agnosia. In *Handbook of Clinical Neurology,* ed. Georg Goldenberg and Bruce Miller, vol. 88: 417-27.

Donald, Merlin. 1991. *Origins of the Modern Mind: Three Stages in the Evolution of Culture and Cognition.* Cambridge: Harvard University Press.

Duchaine, Bradley, Laura Germine, and Ken Nakayama. 2007. Family resemblance: Ten family members with prosopagnosia and within-class object agnosia. *Cognitive Neuropsychology* 24 (4): 419-30.

Duchaine, Bradley, and Ken Nakayama. 2005. Dissociations of face and object recognition in developmental prosopagnosia. *Journal of Cognitive Neuroscience* 172: 249-61.

Eling, Paul, ed. 1994. *Reader in the History of Aphasia: From Franz Gall to Norman Geschwind.* Philadelphia: John Benjamins.

Ellinwood, Everett H., Jr. 1969. Perception of faces: disorders in organic and psychopathological states. *Psychiatric Quarterly* 43 (4): 622-46.

Ellis, Hadyn D., and Melanie Florence. 1990. Bodamer's (1947) paper on prosopagnosia. *Cognitive Neuropsychology* 7 (2): 81-105.

Engel, Howard. 2005. *Memory Book.* Toronto: Penguin Canada.［ハワード・エンゲル『メモリーブック――病室探偵クーパーマンの受難』寺坂由美子、柏艪舎］

——. 2007. *The Man Who Forgot How to Read.* Toronto: HarperCollins.

Etcoff, Nancy, Paul Ekman, John J. Magee, and Mark G. Frank. 2000. Lie

detection and language comprehension. *Nature* 405:139.

Farah, Martha. 2004. *Visual Agnosia,* 2nd ed. Cambridge: MIT Press/Bradford Books. [『視覚性失認——認知の障害から健常な視覚を考える』河内十郎、福沢一吉共訳、新興医学出版社]

Farah, Martha, Michael J. Soso, and Richard M. Dasheiff. 1992. Visual angle of the mind's eye before and after unilateral occipital lobectomy. *Journal of Experimental Psychology: Human Perception and Performance* 18 (1): 241-46.

ffytche, D. H., R. J. Howard, M. J. Brammer, A. David, P. Woodruff, and S. Williams. 1998. The anatomy of conscious vision: an fMRI study of visual hallucinations. *Nature Neuroscience* 1 (8): 738-42.

ffytche, D. H., J. M. Lappin, and M. Philpot. 2004. Visual command hallucinations in a patient with pure alexia. *Journal of Neurology, Neurosurgery and Psychiatry* 75: 80-86.

Fleishman, John A., John D. Segall, and Frank P. Judge, Jr. 1983. Isolated transient alexia: A migrainous accompaniment. *Archives of Neurology* 40: 115-16.

Fraser, J. T. 1987. *Time, the Familiar Stranger.* Amherst: University of Massachusetts Press. (See also Foreword to the 1989 Braille edition, Stuart, FL: Triformation Braille Service.)

Freiwald, Winrich A., Doris Y. Tsao, and Margaret S. Livingstone. 2009. A face feature space in the macaque temporal lobe. *Nature Neuroscience* 12 (9): 1187-96.

Galton, Francis. 1883. *Inquiries into Human Faculty and Its Development.* London: Macmillan.

Garrido, Lucia, Nicholas Furl, Bogdan Draganski, Nikolaus Weiskopf, John Stevens, Geoffrey Chern-Yee Tan, Jon Driver, Ray J. Dolan, and Bradley Duchaine. 2009. Voxel-based morphometry reveals reduced grey matter volume in the temporal cortex of developmental prosopagnosics. *Brain* 132: 3443-55.

Gauthier, Isabel, Pawel Skudlarski, John C. Gore, and Adam W. Anderson. 2000. Expertise for cars and birds recruits brain areas involved in face

recognition. *Nature Neuroscience* 3 (2): 191-97.

Gauthier, Isabel, Michael J. Tarr, and Daniel Bub, eds. 2010. *Perceptual Expertise: Bridging Brain and Behavior.* New York: Oxford University Press.

Gibson, James J. 1950. *The Perception of the Visual World.* Boston: Houghton Mifflin.［ジェームズ・J・ギブソン『視覚ワールドの知覚』東山篤規、竹澤智美、村上嵩至訳、新曜社］

Goldberg, Elkhonon. 1989. Gradiential approach to neocortical functional organization. *Journal of Clinical and Experimental Neuropsychology* 11 (4): 489-517.

——. 2009. *The New Executive Brain: Frontal Lobes in a Complex World.* New York: Oxford University Press.［エルコノン・ゴールドバーグ『脳を支配する前頭葉——人間らしさをもたらす脳の中枢』沼尻由起子訳、講談社］

Gould, Stephen Jay. 1980. *The Panda's Thumb.* New York: W. W. Norton.［スティーヴン・ジェイ・グールド『パンダの親指——進化論再考』桜町翠軒訳、早川書房］

Grandin, Temple. 1996. *Thinking in Pictures: And Other Reports from My Life with Autism.* New York: Vintage.［テンプル・グランディン『自閉症の才能開発——自閉症と天才をつなぐ環』カニングハム久子訳、学習研究社］

Gregory, R. L. 1980. Perceptions as hypotheses. *Philosophical Transactions of the Royal Society, London B* 290: 181-97.

Gross, C. G. 1999. *Brain, Vision, Memory: Tales in the History of Neuroscience.* Cambridge: MIT Press/Bradford Books.

——. 2010. Making sense of printed symbols. *Science* 327: 524-25.

Gross, C. G., D. B. Bender, C. E. Rocha-Miranda. 1969. Visual receptive fields of neurons in inferotemporal cortex of the monkey. *Science* 166: 1303-6.

Gross, C. G., C. E. Rocha-Miranda, and D. B. Bender. 1972. Visual properties of neurons in inferotemporal cortex of the macaque. *Journal of Neurophysiology* 35: 96-111.

Hadamard, Jacques. 1954. *The Psychology of Invention in the Mathematical Field.* New York: Dover.［ジャック・アダマール『数学における発明の心理』伏見康治、尾崎辰之助、大塚益比古訳、みすず書房］

Hale, Sheila. 2007. *The Man Who Lost His Language: A Case of Aphasia.* London and Philadelphia: Jessica Kingsley.

Hamblyn, Richard. 2001. *The Invention of Clouds: How an Amateur Meteorologist Forged the Language of the Skies.* New York: Farrar, Straus and Giroux.［リチャード・ハンブリン『雲の「発明」――気象学を創ったアマチュア科学者』小田川佳子訳、扶桑社］

Harrington, Anne. 1987. *Medicine, Mind, and the Double Brain: A Study in Nineteenth-Century Thought.* Princeton: Princeton University Press.

Head, Henry. 1926. *Aphasia and Kindred Disorders of Speech.* 2 vols. Cambridge: Cambridge University Press.

Head, Henry, and Gordon Holmes. 1911. Sensory disturbances from cerebral lesions. *Brain* 34: 102-254.

Hefter, Rebecca L., Dara S. Manoach, and Jason J. S. Barton. 2005. Perception of facial expression and facial identity in subjects with social developmental disorders. *Neurology* 65:1620-25.

Holmes, Oliver Wendell. 1861. Sun painting and sun sculpture. *Atlantic Monthly* 8: 13-29.

Hubel, David H., and Torsten N. Wiesel. 2005. *Brain and Visual Perception: The Story of a 25-Year Collaboration.* New York: Oxford University Press.

Hull, John. 1991. *Touching the Rock: An Experience of Blindness.* New York: Pantheon.［ジョン・ハル『光と闇を越えて――失明についての一つの体験』松川成夫訳、新教出版社］

Humphreys, Glyn W., ed. 1999. *Case Studies in the Neuropsychology of Vision.* East Sussex: Psychology Press.

Judd, Tedd, Howard Gardner, and Norman Geschwind. 1983. Alexia without agraphia in a composer. *Brain* 106: 435-57.

Julesz, Bela. 1971. *Foundations of Cyclopean Perception.* Chicago: University of Chicago Press.

Kanwisher, Nancy, Josh McDermott, and Marvin M. Chun. 1997. The fusiform face area: a module in human extrastriate cortex specialized for face perception. *Journal of Neuroscience* 17 (11): 4302-11.

Kapur, Narinder, ed. 1997. *Injured Brains of Medical Minds: Views from Within.* Oxford: Oxford University Press.

Karinthy, Frigyes. 2008. *Journey Round My Skull.* New York: NYRB Classics.

Kelly, David, Paul C. Quinn, Alan M. Slater, Kang Lee, Alan Gibson, Michael Smith, Liezhong Ge, and Olivier Pascalis. 2005. Three-month-olds, but not newborns, prefer own-race faces. *Developmental Science* 8 (6): F31-F36.

Klessinger, Nicolai, Marcin Szczerbinski, and Rosemary Varley. 2007. Algebra in a man with severe aphasia. *Neuropsychologia* 45(8): 1642-48.

Kosslyn, Stephen Michael. 1973. Scanning visual images: Some structural implications. *Perception & Psychophysics* 14 (1): 90-94.

——. 1980. *Image and Mind.* Cambridge: Harvard University Press.

Kosslyn, Stephen M., William L. Thompson, and Giorgio Ganis. 2006. *The Case for Mental Imagery.* New York: Oxford University Press.［S・M・コスリン、W・L・トンプソン、G・ガニス『心的イメージとは何か』武田克彦監訳、北大路書房］

Lissauer, Heinrich. 1890. Ein Fall von Seelenblindheit nebst einem Beitrag zur Theorie derselben. *Archiv für Psychiatrie* 21: 222-70.

Livingstone, Margaret S., and Bevil R. Conway. 2004. Was Rembrandt stereoblind? *New England Journal of Medicine* 351(12): 1264-65.

Luria, A. R. 1972. *The Man With a Shattered World.* New York: Basic Books.

Lusseyran, Jacques. 1998. *And There Was Light.* New York: Parabola Books.

Magee, Bryan, and Martin Milligan. 1995. *On Blindness.* New York: Oxford University Press.

Mayer, Eugene, and Bruno Rossion. 2007. Prosopagnosia. In *The Behavioral and Cognitive Neurology of Stroke,* ed. O. Godefroy and J. Bogousslavsky, pp. 316-35. Cambridge: Cambridge University Press.

McDonald, Ian. 2006. Musical alexia with recovery: A personal account. *Brain* 129 (10): 2554-61.

McGinn, Colin. 2004. *Mindsight: Image, Dream, Meaning.* Cambridge: Harvard University Press.［コリン・マッギン『マインドサイト――イメージ・夢・妄想』五十嵐靖博、荒川直哉訳、青土社］

Merabet, L. B., R. Hamilton, G. Schlaug, J. D. Swisher, E. T. Kiriakopoulos, N. B. Pitskel, T. Kauffman, and A. Pascual-Leone. 2008. Rapid and reversible recruitment of early visual cortex for touch. *PLoS One* Aug. 27: 3 (8): e3046.

Mesulam, M.-M. 1985. *Principles of Behavioral Neurology.* Philadelphia: F. A. Davis.

Morgan, W. Pringle. 1896. A case of congenital word blindness. *British Medical Journal* 2 (1871): 1378.

Moss, C. Scott. 1972. *Recovery with Aphasia: The Aftermath of My Stroke.* Urbana: University of Illinois Press.

Nakayama, Ken. 2001. Modularity in perception, its relation to cognition and knowledge. In *Blackwell Handbook of Perception,* ed. E. Bruce Goldstein, pp. 737-59. Malden, MA: Wiley-Blackwell.

Ostrovsky, Yuri, Aaron Andalman, and Pawan Sinha. 2006. Vision following extended congenital blindness. *Psychological Science* 17 (12): 1009-14.

Pallis, C. A. 1955. Impaired identification of faces and places with agnosia for colours. *Journal of Neurology, Neurosurgery and Psychiatry* 18: 218.

Pammer, Kristen, Peter C. Hansen, Morten L. Kringelbach, Ian Holliday, Gareth Barnes, Arjan Hillebrand, Krish D. Singh, and Piers L. Cornelissen. 2004. Visual word recognition: the first half second. *NeuroImage* 22: 1819-25.

Pascalis, O., L. S. Scott, D. J. Kelly, R. W. Shannon, E. Nicholson, M. Coleman, and C. A. Nelson.2005. Plasticity of face processing in infancy. *Proceedings of the National Academy of Sciences* 102 (14): 5297-5300.

Pascual-Leone, A., L. B. Merabet, D. Maguire, A. Warde, K. Alterescu, and R. Stickgold. 2004. Visual hallucinations during prolonged blindfolding in sighted subjects. *Journal of Neuroophthalmology* 24 (2): 109-13.

Petersen, S. E., P T. Fox, M. I. Posner, M. Mintun, and M. E.Raichle. 1988. Positron emission tomographic studies of the cortical anatomy of single-word processing. *Nature* 331 (6137): 585-89.

Poe, Edgar Allan.1846. "The Sphinx." In *Complete Stories and Poems of Edgar Allan Poe.* Reprint, New York: Doubleday,1984.

Pomeranz, Howard D., and Simmons Lessell. 2000. Palinopsia and polyopia in

the absence of drugs or cerebral disease. *Neurology* 54: 855-59.

Pons, Tim. 1996. Novel sensations in the congenitally blind. *Nature* 380: 479-80.

Prescott, William. 1843. *A History of the Conquest of Mexico: With a Preliminary View of the Ancient Mexican Civilization and the Life of Hernando Cortes.* Reprint, London: Everyman's Library, 1957.

——. 1847. *A History of the Conquest of Peru.* Reprint, London: Everyman's Library, 1934.［W・H・プレスコット『ペルー征服』石田外茂一、真木昌夫訳、講談社ほか］

Ptito, Maurice, Solvej M. Moesgaard, Albert Gjedde, and Ron Kupers. 2005. Cross-modal plasticity revealed by electrotactile stimulation of the tongue in the congenitally blind. *Brain* 128 (3): 606-14.

Purves, Dale, and R. Beau Lotto. 2003. *Why We See What We Do: An Empirical Theory of Vision.* Sunderland, MA: Sinauer Associates.

Quian Quiroga, Rodrigo, Alexander Kraskov, Christof Koch, and Itzhak Fried. 2009. Explicit encoding of multimodal percepts by single neurons in the human brain. *Current Biology* 19: 1308-13.

Quian Quiroga, R., L. Reddy, G. Kreiman, C. Koch, and I. Fried. 2005. Invariant visual representation by single neurons in the human brain. *Nature* 435 (23): 1102-07.

Ramachandran, V S. 1995. Perceptual correlates of neural plasticity in the adult human brain. In *Early Vision and Beyond,* ed. Thomas V. Papathomas, pp. 227-47. Cambridge: MIT Press/Bradford Books.

——. 2003. Foreword. In *Filling-In: From Perceptual Completion to Cortical Reorganization,* ed. Luiz Pessoa and Peter De Weerd, pp. xi - xxii. New York: Oxford University Press.

Ramachandran, V. S., and R. L. Gregory. 1991. Perceptual filling in of artificially induced scotomas in human vision. *Nature* 350 (6320): 699-702.

Renier, Laurent, and Anne G. De Volder. 2005. Cognitive and brain mechanisms in sensory substitution of vision: a contribution to the study of human perception. *Journal of Integrative Neuroscience* 4 (4): 489-503.

Rocke, Alan J. 2010. *Image and Reality: Kekulé*, Kopp, and the Scientific Imagination. Chicago: University of Chicago Press.

Romano, Paul. 2003. A case of acute loss of binocular vision and stereoscopic depth perception. *Binocular Vision & Strabismus Quarterly* 18 (1): 51-55.

Rosenfield, Israel. 1988. *The Invention of Memory.* New York: Basic Books.［イスラエル・ローゼンフィールド『記憶とは何か――記憶中枢の謎を追う』菅原勇、平田明隆訳、講談社］

Russell, R., B. Duchaine, and K. Nakayama. 2009. Super-recognizers: People with extraordinary face recognition ability. *Psychonomic Bulletin & Review* 16: 252-57.

Sacks, Oliver. 1984. *A Leg to Stand On.* New York: Summit Books.［オリバー・サックス『左足をとりもどすまで』金沢泰子訳、晶文社］

――. 1985. *The Man Who Mistook His Wife for a Hat.* New York:Summit Books.［オリヴァー・サックス『妻を帽子とまちがえた男』高見幸郎、金沢泰子訳、早川書房ほか］

――. 1995. *An Anthropologist on Mars.* New York: Alfred A. Knopf.［オリヴァー・サックス『火星の人類学者――脳神経科医と7人の奇妙な患者』吉田利子訳、早川書房］

――. 1996. *The Island of the Colorblind.* New York: Alfred A. Knopf.［オリヴァー・サックス『色のない島へ――脳神経科医のミクロネシア探訪記』大庭紀雄、春日井晶子訳、早川書房］

――. 2006. Stereo Sue. *The New Yorker* (June 19): 64-73.

――. 2008. *Musicophilia.* Rev. ed. New York: Alfred A. Knopf.［オリヴァー・サックス『音楽嗜好症（ミュージコフィリア）――脳神経科医と音楽に憑かれた人々』大田直子訳、早川書房］

Sacks, Oliver, and Ralph M. Siegel. 2006. Seeing is believing as brain reveals its adaptability. Letter to the Editor. *Nature* 441 (7097): 1048.

Sadato, Norihiro. 2005. How the blind "see" Braille: Lessons from functional magnetic resonance imaging. *Neuroscientist* 11 (6): 577-82.

Sadato, Norihiro, Alvaro Pascual-Leone, Jordan Grafman, Vicente Ibañez, Marie-Pierre Deiber, George Dold, and Mark Hallett.1996. Activation of the

primary visual cortex by Braille reading in blind subjects. *Nature* 380: 526-28.

Sasaki, Yuka, and Takeo Watanabe. 2004. The primary visual cortex fills in color. *Proceedings of the National Academy of Sciences of the USA* 101 (52): 18251-56.

Scribner, Charles, Jr. 1993. *In the Web of Ideas: The Education of a Publisher.* New York: Charles Scribner's Sons.

Sellers, Heather. 2007. Tell me again who you are. In *Best Creative Nonfiction,* ed. Lee Gutkind, pp.281-319. New York: W. W.Norton.

——. 2010. *You Don't Look Like Anyone I Know.* New York: Riverhead Books.

Shallice, Tim. 1988. Lissauer on agnosia. *Cognitive Neuropsychology* 5 (2): 153-92.

Shepard, R. N., and J. Metzler. 1971. Mental rotation of three-dimensional objects. *Science* 171: 701-03.

Shimojo, Shinsuke, and Ken Nakayama. 1990. Real world occlusion constraints and binocular rivalry. *Vision Research* 30 (1): 69-80.

Shimojo, S., M. Paradiso, and I. Fujita. 2001. What visual perception tells us about mind and brain. *Proceedings of the National Academy of Sciences of the USA* 98 (22): 12340-41.

Shimojo, S., and Ladan Shams. 2001. Sensory modalities are not separate modalities: Plasticity and interactions. *Current Opinion in Neurobiology* 11: 505-09.

Shin, Yong-Wook, Myung Hyon Na, Tae Hyon Ha, Do-Hyung Kang, So-Young Yoo, and Jun Soo Kwon. 2008. Dysfunction in configural face processing in patients with schizophrenia. *Schizophrenia Bulletin* 34 (3): 538-43.

Sugita, Yoichi. 2008. Face perception in monkeys reared with no exposure to faces. *Proceedings of the National Academy of Sciences of the USA* 105(1): 394-98.

Tanaka, Keiji. 1996. Inferotemporal cortex and object vision. *Annual Review of Neuroscience* 19: 109-39.

——. 2003. Columns for complex visual object features in the inferotemporal

cortex: Clustering of cells with similar but slightly different stimulus selectivities. *Cerebral Cortex* 13 (1): 90-99.

Tarr, M. J., and I. Gauthier. 2000. FFA: A flexible fusiform area for subordinate-level visual processing automatized by expertise. *Nature Neuroscience* 3 (8): 764-69.

Temple, Christine. 1992. Developmental memory impairment: Faces and patterns. In *Mental Lives: Case Studies in Cognition,* ed. Ruth Campbell, pp. 199-215. Oxford: Blackwell.

Tenberken, Sabriye. 2003. *My Path Leads to Tibet.* New York: Arcade Publishing.［サブリエ・テンバーケン『わが道はチベットに通ず——盲目のドイツ人女子学生とラサの子供たち』平井吉夫訳、風雲舎］

Torey, Zoltan. 1999. *The Crucible of Consciousness.* New York: Oxford University Press.

——. 2003. *Out of Darkness.* New York: Picador.

Turnbull, Colin M. 1961. *The Forest People.* New York: Simon & Schuster.［コリン・M・ターンブル『森の民』藤川玄人訳、筑摩書房］

West, Thomas G. 1997. *In the Mind's Eye: Visual Thinkers, Gifted People with Dyslexia and Other Learning Difficulties, Computer Images and the Ironies of Creativity.* Amherst, NY: Prometheus Books.［トマス・G・ウェスト『天才たちは学校がきらいだった』久志本克己訳、講談社］

Wheatstone, Charles. 1838. Contributions to the physiology of vision. — Part the first. On some remarkable, and hitherto unobserved phenomena of binocular vision. *Philosophical Transactions of the Royal Society of London* 128: 371-94.

Wigan, A. L. 1844. *The Duality of the Mind, Proved by the Structure, Functions and Diseases of the Brain.* London: Longman, Brown, Green and Longmans.

Wolf, Maryanne. 2007. *Proust and the Squid: The Story and Science of the Reading Brain.* New York: HarperCollins.［メアリアン・ウルフ『プルーストとイカ——読書は脳をどのように変えるのか？』小松淳子訳、インターシフト］

Yardley, Lucy, Lisa McDermott, Stephanie Pisarski, Brad Duchaine, and Ken

Nakayama. 2008. Psychosocial consequences of developmental prosopagnosia: A problem of recognition. *Journal of Psychosomatic Research* 65: 445-51.

Zur, Dror, and Shimon Ullmann. 2003. Filling-in of retinal scotomas. *Vision Research* 43: 971-82.

心《こころ》の視力《しりよく》
脳神経科医と失われた知覚の世界

2011年11月20日　初版印刷
2011年11月25日　初版発行

＊

著　者　オリヴァー・サックス
訳　者　大《おお》田《た》直《なお》子《こ》
発行者　早　川　　浩

＊

印刷所　三松堂株式会社
製本所　大口製本印刷株式会社

＊

発行所　株式会社　早川書房
東京都千代田区神田多町2－2
電話　03-3252-3111（大代表）
振替　00160-3-47799
http://www.hayakawa-online.co.jp
定価はカバーに表示してあります
ISBN978-4-15-209255-7　C0047
Printed and bound in Japan
乱丁・落丁本は小社制作部宛お送り下さい。
送料小社負担にてお取りかえいたします。

ハヤカワ・ノンフィクション

音楽嗜好症《ミュージコフィリア》

——脳神経科医と音楽に憑かれた人々

MUSICOPHILIA

オリヴァー・サックス

大田直子訳

46判上製

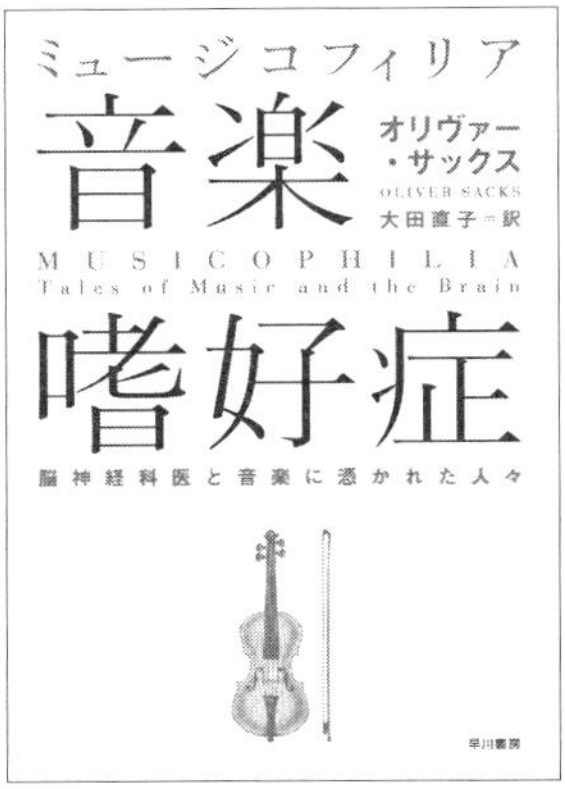

音楽と人間の不思議なハーモニー

落雷による臨死状態から回復するやピアノ演奏にのめり込んだ医師、ナポリ民謡を聴くと必ず、痙攣と意識喪失を伴う発作に襲われる女性、指揮や歌うことはできても物事を数秒しか覚えていられない音楽家など、音楽に「憑かれた」患者を温かく見守る医学エッセイ。